有趣的身体

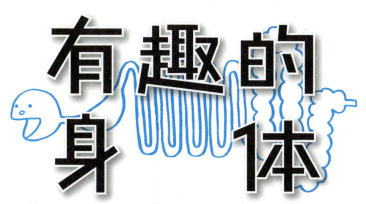

图解人体的惊人结构

[日] 北村昌阳 著
[日] Eda Nanae 绘
迟海东 等译

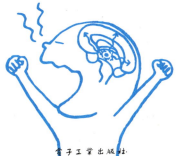

电子工业出版社
Publishing House of Electronics Industry
北京·BEIJING

SUGOI KARADA written by Masahi Kitamura.
Copyright © 2014 Masahi Kitamura. All rights reserved.
Originally published in Japan by Nikkei Business Publications,Inc.
Simplified Chinese translation rights arranged with Nikkei Business Publications, Inc. through CREEK & RIVER Co.,Ltd.

本书中文简体字版授予电子工业出版社独家出版发行。未经书面许可，不得以任何方式抄袭、复制或节录本书中的任何内容。

版权贸易合同登记号 图字：01-2016-8057

图书在版编目（CIP）数据

有趣的身体：图解人体的惊人结构/（日）北村昌阳著；（日）Eda Nanae绘；迟海东等译. -- 北京：电子工业出版社，2018.5
ISBN 978-7-121-33768-0

Ⅰ.①有… Ⅱ.①北…②E…③迟… Ⅲ.①人体—普及读物 Ⅳ.①R32-49

中国版本图书馆CIP数据核字(2018)第037937号

其他译者：王宇杰

责任编辑：郝喜娟
印　　刷：三河市双峰印刷装订有限公司
装　　订：三河市双峰印刷装订有限公司
出版发行：电子工业出版社
　　　　　北京市海淀区万寿路173信箱　　邮编：100036
开　　本：880×1230　1/32　印张：6.5　字数：187千字
版　　次：2018年5月第1版
印　　次：2020年9月第9次印刷
定　　价：49.80元

凡所购买电子工业出版社图书有缺损问题，请向购买书店调换。若书店售缺，请与本社发行部联系，联系及邮购电话：（010）88254888，88258888。
质量投诉请发邮件至zlts@phei.com.cn，盗版侵权举报请发邮件到：dbqq@phei.com.cn。
本书咨询联系方式：haoxijuan@phei.com.cn。

前言

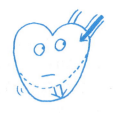

　　30多年前，一个饮料的电视广告里有这样一句广告词："对身体好的事情有什么呢？"当时的超级人气偶像乡裕美带着甜美的笑容说出了这句话，给我留下了很深的印象。我相信也给大家留下了深刻的印象。这个广告发布的时间与健康类杂志的创刊时间基本重合，一直持续到现在的健康热潮估计也是从当时（20世纪70年代末—80年代初）开始的。当然在那之前，也有很多叫做"XX健康法"的东西。可是，人们公开坦诚地说出"对身体好的事情"这类的话，应该是从那时开始的。

　　现在我作为自由撰稿人，主要写一些与医学及健康相关的报道。能有这样的工作，其实也是因为现在大家很关注健康，都是托健康热潮的福。还真得感谢乡裕美啊。

　　实际上，在我们的周围充斥着"对身体好的事情"这样的信息。在电视、报纸、杂志、网络等各种宣传媒体里，没有一天不是在报道着"惊人的XX效果""XX可以预防YY"这样的内容。从这些渠道就可以获得健康知识，其实是件很难得的事情。

　　但是，"对身体好的事情"这样的信息如此之多，其实我有点困惑。周围越是充斥着这种信息，我就越觉得难以感受到作为主角的"身体"的价值。

　　让我有这样感觉的一个主要原因，就是信息宣传基本上都用了类似"做到这一点就可以……""立刻见效""简单""方便"等字眼，都是在重点强调"对身体好的事情"可以非常轻松地做到。多么像便利店的宣传语啊，所以我把这种现象称为"健康信息便利化"。

　　以较少的努力就可以取得好的效果，确实很方便。为了提高收视率和发行量，电视节目及杂志首先追求便利店式的方便性，其实可以理解。

　　但是，如果一直都按这种方式传递健康信息的话，会让大家觉得很容易就可以获得"对身体好的事情"。如同放到微波炉里加热3分钟就可以吃的方便食品，大家会觉得随便用个健康方法做一做就可以完成"对身体好的事情"。这样一来，健康信息的方便化使大家对身体本身的理解变得很简单，所以身体本身的价值也就渐渐地被忽略了。

人类为了实现目标而采取行动时，动机主要有两个：成功的概率和成功的价值。以要获得健康而采取行动为例，有点肥胖又伴随血压及血脂偏高的人容易患上心脏病和卒中等疾病（概率），很多人知道减肥就可以降低风险。因此，从概率的角度来考虑，应该减肥。

可实际上很多人都会说："说起道理吧，我虽然明白，……"而无法采取相应的行动。造成这种状况的原因有很多，一个主要原因就是对动机的另外一个要素"价值"的理解不够深入。将"身体的价值"想成像方便食品一样普通，怎么可能会产生殷切希望健康的心劲儿呢？也就是说，要做"对身体好的事情"，必须要有"重视身体健康的心劲儿"。于是，要想理解"身体为什么这么重要"，最好的办法就是去问身体本身。这就是为了写这本书，我历经5年多采访了很多专家后的真实感受。

身体认为自身非常重要，很有价值。这体现在内脏、神经、激素等的工作状态上，我们的身体构造本身就在诉说着"身体非常重要"。

请大家慢慢地体会身体的惊人之处、智慧之深。本书分为6部分，但每一个部分都是独立的故事，遇到难懂的内容可以放弃，从自己感兴趣的地方开始读就可以了。一边读书，一边发出"啊""太厉害了""原来如此"这类感慨的话，我相信"身体非常重要"的信息就会渐渐融入你的思想之中。

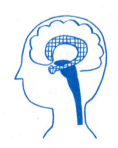

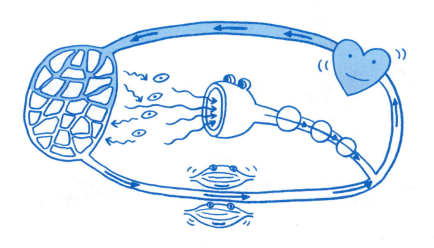

目录

Part 1　与饮食有关的构造

胃	空腹时胃也运动	10
味觉	空腹时甜的食物很美味	14
美味	决定味觉嗜好的4个"美味"	18
食欲	饱腹激素——瘦素的微妙性质	22
体脂肪	脂肪细胞是能量代谢的司令部	26
脂肪滴	脂肪是身体的宝贵财富！好好存储好好使用	30
肠道	最古老的器官——肠道非常聪明	34
线粒体	比东京体育场都大，细胞内的能源工厂	38

Part 2　与调节有关的构造

自主神经	人一紧张心脏就怦怦跳是为什么？	44
压力激素	一有压力就增多的激素	48
体温调节	最经济的解暑方法是什么？	52
褐色脂肪细胞	寒冷时身体的加热器	56
血糖值	维持血糖平衡的激素	60
免疫	为什么一旦感冒就会发烧？	64
体内生物钟	在体内记着时间的遗传基因们	68

Part 3　与循环有关的构造

血液的流动	血液从两个路线返回心脏	74
心脏①	心脏的血流控制非常简单	78
心脏②	心音听着是从左胸发出来的理由	82
肾脏	肾脏制作尿液的深层次含义	86
脾脏	保持红细胞年轻的过滤器	90
眼睛	看远方能解除眼睛的疲劳吗？	94
唾液	唾液减少的话，口臭就会严重	98
腭垂	吃东西的同时还能呼吸，都是多亏了腭垂	102

Part 4　与运动有关的构造

双脚行走	双脚行走带来的意外影响是什么？	108
肌肉	肌肉训练有助于减肥的理由	112
平衡感	自动修正身体的旋转及倾斜	116
醉酒与脑	为什么酒精能使人醉？	120
镜像神经元	脑内"模仿神经"的惊人之处	124
打嗝	打嗝是祖先的馈赠	128
打哈欠	打哈欠是为了什么呢？	132
呼吸肌	深呼吸时的肌肉运动是不是非常困难？	136

Part 5　与感觉有关的构造

感情	感情的产生是有原因的	142
便意	憋住便意的肌肉与推荐的排便姿势	146

疼痛	疼痛令人不快,所以生命才能被保护	150
视觉	两种视觉并存	154
听觉	耳背是因为耳朵里"没毛"了吗?	158
嗅觉	气味刺激为什么会影响到我们的身体?	162
呼吸和心情	呼吸的奥秘——不只是摄入氧气	166

Part 6　与合成有关的构造

骨骼	胶原蛋白也在骨骼中工作	172
肌肉与脂肪	运动不足的肌肉会变成"雪花牛肉"	176
肝脏	从日常工作到处理垃圾	181
睡眠①	睡眠时身体还在工作	184
睡眠②	睡眠的脑和使睡眠的脑	188
肠道细菌	肠道细菌的平衡能够影响体质吗?	192
自体吞噬作用	循环利用蛋白质	196
细胞凋亡	有计划性地细胞死亡	200
伴侣蛋白	蛋白质被折叠后才算成长完成	204

　　　　　　后记　208

Part 1
与饮食有关的构造

"饮食"是人类赖以生存的最基本的运动,既是人生最大的乐趣,也是烦恼的种子。为了生存的饮食,为什么却有损健康呢?弄清楚了"饮食"的构造后,在衣食无忧的现代,身体直面的窘境就渐渐清晰起来。

胃

空腹时胃也运动

胃是消化食物的器官，相信这一点大家都知道。可是，仔细调查一下胃的运动就会发现，胃在空腹时运动得也很好。胃明明空着，它在干什么呢？这是一个事关健康本质、非常重要的问题。

如果问大家"胃的运动是什么"，估计10人中有10人都会回答"消化食物"吧。当然，这个肯定没错。可是，"胃什么时候在运动呢？"估计很多人都会说在饭后。这里要向大家介绍胃运动的另一个重要时间点，日本东北大学名誉教授、胃肠专家本乡道夫说："肚子咕咕叫时，胃的收缩运动最强。胃的运动对保持腹部健康非常重要。"到底重要到什么程度呢？我们来看看吧。

每分钟3次自主性收缩

胃是位于腹部的一个袋状的器官。说是袋状，实际上它是消化道的一部分，在胃的位置消化道发生弯曲并膨大，里面存留着内容物。胃壁由肌肉构成，虽然空腹时该肌肉会缩得很小，但满腹时胃能膨大到1.5升左右。胃壁肌肉每分钟进行3次左右的自主性收缩，缓慢而无休止地周而复始。胃的肌肉层有靠自己的力量按照一定收缩节奏进行活动的起搏器功能。该收缩作为运动来讲原本很微弱，当需要更强的收缩时（比如饭后），迷走神经（自主神经的一种）能使其运动得更强烈。

"胃说起来就像是靠自己的力量轻微摆动着的秋千，与该摆动相一致，迷走神经挤压胃就能使摆动幅度增大。"

变强的收缩运动像波浪一样从胃的上部向下部推进，挤压并粉碎内容物，然后再将其送往十二指肠。

胃

在胃内储存食物并消化

贲门
贲门为食道和胃相连的部分,能够受肌肉的力量而关闭。为防止胃内容物反流,吞咽食物以外的时间贲门都处于关闭状态。

胃底
胃的上部,不怎么进行消化运动,这里是分泌胃酸的部位,有使食物变成酸性而杀菌的作用。

幽门
胃和十二指肠的分界点。食物进入胃内,先强力关闭幽门,之后把充分消化了的食物再一点点送入肠道。

胃体
从胃的中央,即"胃体"部分开始到出口的幽门为止,这是消化时收缩最活跃的区域,有使从上部(胃底)分泌的胃酸和食物混合的作用。

与饮食有关的构造

磨碎胃内容物的蠕动

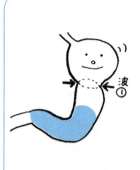

食物进入胃内后,胃蠕动就像波浪一样反复进行。此时,由于胃的出口(幽门)紧闭着,食物随着收缩波向前推进的同时就能被磨碎。

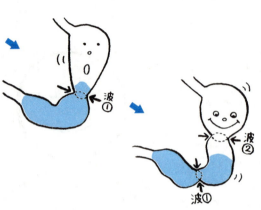

"胃的运动"有两种

空腹时的运动

饭后的运动

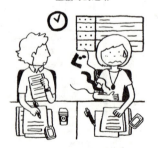
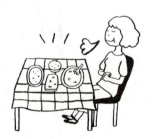

空腹时,胃在清扫内部

当肚子咕咕叫时,是胃为了清扫内部进行的"空腹期强力收缩"。清除残渣而保持胃肠内部清洁的运动能够保持腹部的健康。

腹部饱满时,胃在消化食物

要从食物中吸收营养,就需要使食物成为黏稠的状态。饭后的胃担当着把食物反复揉搓进行物理粉碎,而使其容易吸收的作用。

胃

"重要的是,胃每分钟运动3次的节奏和迷走神经的信号同步。"当感受到强大压力时,迷走神经也可能每分钟发出四五次信号,于是胃就不能正常运动。本乡教授说:"这样一来,胃就无法好好消化,而引起胃胀及胃灼热等。"原来如此,压力使腹部不舒服是这么回事啊。

肚子咕咕叫是胃肠大扫除的信号

来关注一下空腹的时候吧。饭后胃把所有消化了的食物送到十二指肠70~80分钟后,迷走神经慢慢开始向空胃传递信号。信号逐渐增强,不久胃就形成比饭后更强的收缩波。该收缩波从胃到小肠持续推进,这样强的脉动为每分钟3次,持续5~10分钟,这种现象被称为"空腹期的强力收缩"。

强力收缩能够清除食物残渣及旧黏膜,使胃肠保持清洁。此时,肠道内的气体产生运动,肚子就会咕咕叫。本乡教授说:"这是告诉我们该准备吃下顿饭了。"如果持续空腹,强力收缩大约每90分钟发生一次。每天吃3顿饭的话,早午饭中间、午饭及晚饭中间,最多发生一两次。如果因压力导致胃胀,则可能一次也没有。夜间比较容易发生强力收缩,本乡教授说:"睡眠中收缩好几次来彻底清扫,清晨将清扫出的废物以大便的形式排出。如果是这样的节奏,就可以说胃肠很健康。"

可是,睡觉前吃了东西,夜间就不会发生强力收缩。睡眠时消化作用较弱,胃无法排空,于是清晨开始胃胀。另外,强力收缩不足容易导致便秘;而且睡眠会比较浅,很难消除疲劳。总之,都是些不好的事情。

本乡教授说:"肚子的运动和良好的睡眠紧密相连,关键就是使胃排空再睡觉。"大家要时刻牢记哦。

本期嘉宾

本乡道夫

日本东北大学名誉教授,公立黑川医院管理负责人,专业为消化内科、心理学。"健康的秘诀为快食、快眠、快便,但这3者之间有着很复杂的关系。"

与饮食有关的构造

味觉

空腹时甜的食物很美味

品尝四季的美味是人生的乐趣之一,大家都喜欢哪个季节的美味呢?品尝美味靠的就是味觉。可是,味觉的最初目的并不是享受美味,其背后隐藏着最原始的保护生命的人体智慧。

人们经常会说:"不好玩的事情很无聊。"如果我们的舌头无法感知味道,人生就会很无聊,这一点毋庸置疑。味觉使我们的生活丰富多彩。

其实,味觉说起来也有很多种类,日下部裕子说:"味觉的5个基本味是甜味、苦味、酸味、咸味、香味。"日下部裕子是农研机构食品综合研究所食物认知领域的组长,主要研究方向为味觉的分子生理学。

感受味道的器官是味蕾,其表面有对应5种味道的5种受体。比如,当我们口里含着糖时,糖分子就会与舌头表面的甜味受体紧密结合,接着甜味受体就会通过神经向脑传递信号,于是我们才会感觉到"啊,甜的"。食物里含有很多的味道。即使是很甜

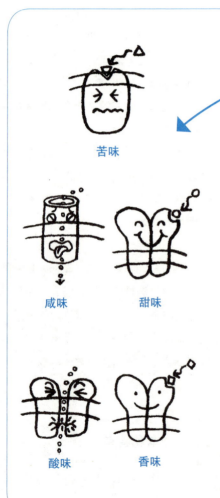

味觉

舌头表面的味蕾捕捉味道分子

味觉细胞

味蕾

上皮细胞

味觉神经

感知基本味道的5种受体镶嵌在细胞膜内

基本味道的受体贯穿细胞膜而镶嵌其中，甜味、香味及苦味的受体在表面粘住味道分子而感知味道，咸味和酸味的受体为隧道状，能够把通过"隧道"的味道分子吸入细胞内部。

味蕾先端感知味道分子并向神经系统传递信号

味蕾是感知味道的细胞的集合体，其先端部分长满感知基本味道的受体。基本上，一个味觉细胞只有一种受体，受体捕捉到味道分子后，就通过神经向脑传递信号。

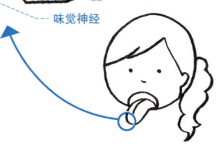

同样的甜味,不一样的感觉

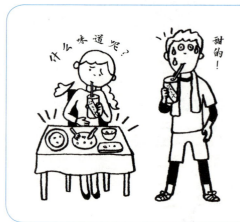

空腹时甜的食物很美味

空腹时与饱腹时,对于甜味的感觉是不一样的。空腹时,由于脑内的内源性大麻素的作用而容易感受到甜味。然而饱腹时,由于瘦素激素的作用使得对甜味的敏感性降低,所以虽然是甜味的也不怎么觉得好吃。

的食物,如果有咸味的话,咸味受体也会感受到并传递出咸味信号。

除了基本味道以外,还会有些其他的味道。辣味会直接刺激神经,与其说是辣,倒不如说疼痛更贴切。再加上食物的温度及口感、香味等的刺激,各种强度的刺激被综合处理后,我们的脑感知到的就是综合后的整体感觉。

原本味觉最重要的工作是感受有害物质

我们以为味觉系统很精密,但其实与其他的感觉相比较,会有种"味觉也就能感知出大概吧"的感觉。与嗅觉相比,味觉被认为是粗大的扫把,很不精细。那是因为嗅觉有300多种受体。什么?300种!有如此数量的受体,那就能区分开300种味道,实在是有着惊人的区分能力啊!

当然,味觉用这5种仅有的受体努力工作着,比如甜味受体的部位有好几处,若有甜味粘到某处受体上,甜味受体能区分出微妙差异。是不是又觉得仅仅一个受体就可以区分不同的味道非常厉害?但与300种受体比较的话,还真不在一个档次上哦。

日下部教授说:"味觉和嗅觉的作用相差最远,生物的嗅觉原本是感知远处的食物及敌人等,所以是以气味为基础来进行精密区分的。味觉则是

味觉

以入口的东西为基础,即使无法区分苹果和梨的味道,但只要能活着就没什么大事。但是,分辨不出坏了的苹果可不行哦。有毒物质和腐败物质基本上都带有酸味及苦味,要感知它们其实不用区分微妙的差异,立刻就能察觉到有毒。"

原来如此,味觉对于现在的我们而言是用来享受食物的,但原本的目的竟是为了保护生命。味觉只有5种基本味道,这样粗犷的方式追溯到源头的话,其实就是为了生存啊!

身体必需的营养很美味!味道因身体状况而改变

甜味、香味、咸味都是身体必需的营养成分的味道。这里面也有着生物为了生存而掌握的惊人的真相:吃身体必需的营养成分时,就会感到很好吃。比如,空腹能量不足时,脑内的物质就会发挥作用而提高对甜味的敏感度,于是我们就会觉得甜味的食物很好吃,从而增加了食欲。然而,当饱腹时,瘦素激素就会发挥作用,降低对甜味食物的敏感度。

认真倾听身体的声音,身体需要的营养成分吃起来就会很香,这印证了一句俗语:"饿的时候吃饭香。"

本期嘉宾

日下部裕子

农研机构食品综合研究所食物认知领域的组长,主要研究方向为味觉的分子生理学。"味觉告诉我们应该吃什么,这个功能非常令人惊讶。"

与饮食有关的构造

美味

决定味觉嗜好的4个"美味"

品尝美味是件很幸福的事情,令人感觉很舒服,觉得有精神。可是,过犹不及,太美味了也有不好的时候,容易管不住自己的嘴。美味是什么,这个问题的标准本身就因人而异,要如何判断呢?

每个人对食物都会有些自己的喜好,有的人觉得很好吃的食物,在别人看来则不怎么好吃。大家也会经常遇到这样的事情吧,对于食物的喜好真是因人而异的。但是,仔细想来,又感觉不对劲。其他的动物对于食物就没这么挑剔,就像大家都没听说过大熊猫不喜欢吃竹子吧?偏偏人类对于食物有个人的喜好,即便是甜食也是一样的。

人类对于食物有自己的喜好,是因为人类有着与其他动物不一样的内部机制吗?我们带着这个问题咨询了京都大学农学院教授、研究味觉及个人喜好的专家伏木亨。"人类对于食物的追求,不仅仅是有着与其他动物一样的目的,还有另外一个因素,就是'享受'。这就使得食物丰富了我们的生活。"

本能的美味和人类特有的美味

伏木教授介绍说,人类感觉到的美味分4类:①生理美味,对于含有必要营养成分的味道都会感觉好吃,所有的动物都有这个共性,比如劳累时就想吃甜食。②文化美味,大家是不是有这样的感觉,就是如果在国外度假期间能够吃到在家经常吃的味道,就会觉得更加好吃,这就是典型的文化美味。说起来就是更喜欢妈妈做的饭菜的味道。③信息美味,通常我们会觉得越贵的红酒越好喝,逐渐掌握些"奇珍异味的味道""就是这个味"之类的知识,渐渐地就会喜欢上某种食物。②和③是人类独有的美味感觉。

美味

美味四要素

1

生理美味
生理本能告诉我们的必需营养的味道

对于身体必需的营养成分的味道，人体会本能地觉得好吃。疲劳时觉得甜味及柠檬味很好吃就是典型事例。这是所有动物都具有的共性。

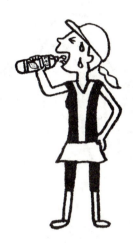

2

文化美味
熟悉的味道

小时候常吃的美味，我们会很怀念并觉得很好吃，对于身体而言这是最安全的味道，与味道和嗅觉的记忆机理有很大的关系。

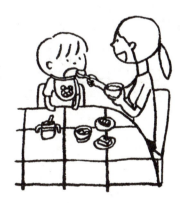

与饮食有关的构造

美味四要素

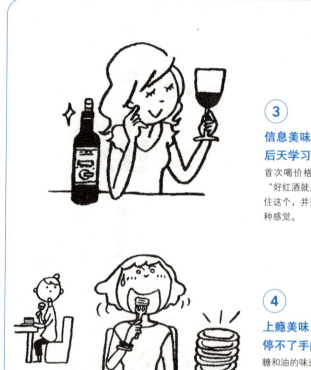

3

信息美味
后天学习获得的味道

首次喝价格比较贵的红酒的人，"好红酒就是这个味道啊！"会记住这个，并逐渐积累经验而得到这种感觉。

4

上瘾美味
停不了手的味道

糖和油的味道可以刺激脑的快感中枢，以至于即使吃饱了也无法停手，实在令人烦恼。

顺便说一句，奇珍异味的味道基本上带有较强烈的苦味及酸味等，从生理美味的角度来看可能会被视为有害成分，而本能地想躲避。人类以这就是"奇珍异味的味道"为基础品尝食物，也许品尝的就是那份刺激感和成就感，就像什么都在自己的掌握之中似的。

美味

糖和油的味道令人上瘾的理由

第④类味道是"令人上瘾的美味",人类以外的动物也有这个特性,尤其是吃精心加工过的食品时表现得特别强烈。有人做过实验,给小鼠喂普通的饵料,小鼠吃饱后自然地就不吃了,也不会肥胖;可是如果喂的是精心加工过的糖和油,小鼠会无法自拔,只是一味地吃,而变得肥胖起来。这种无法控制食欲的味道称为"令人上瘾的美味"。

这种令人上瘾的美味是由于脑内"享受性"神经回路的作用,糖和油能够强烈刺激这个回路,使人产生无法言说的快感,而导致手无法停下来,一味地吃。"糖和脂肪是动物生存的非常重要的能量来源,尝到这种味道时就会觉得好吃,这是与生俱来的,对于维持生命活动很重要。为了追求快感,人类做出了精制的糖和油,它们反而正在威胁着人类的健康。"

这是个比较有趣的话题,在现在这个充斥着精制食物的社会,是不是很难不变胖?"实际上,能使人上瘾的味道还有一个,这就是小时候的美味。小时候习惯了日式味道的人,长大以后也会喜欢这种味道。"也就是说,小时候的食物,也与糖和油一样能带来快感。如果喜欢小时候的食物,而饮食习惯又很健康的话,是不是减肥就很舒服呢?有孩子的大人们一定要给孩子们健康的美味哦!

本期嘉宾

伏木享

京都大学研究生院农学研究科教授,专业为食品及营养学。"一旦培养出了对'奇珍异味的味道'的好感,就会觉得令人着迷的味道没档次。这样的饮食文化里是不是也有抑制饮食过饱的智慧呢?"

与饮食有关的构造

食欲

饱腹激素——瘦素的微妙性质

人体内有种生理机制：脂肪有堆积时，就没食欲。这是由于瘦素激素的作用。要使瘦素好好工作，有必须要满足的条件。当无法满足全部条件时，瘦素就会引起不可思议的反应。

人类的本能就是食欲，这个毋庸置疑。当给食欲踩"刹车"时，就会有饱腹感。东京医学综合研究所副参事研究员川野仁老师说："对于产生食欲和饱腹感的生理机制，最近脑科学研究方面有了很大的进展，控制食欲的是下丘脑这个部位。"

抑制食欲、增强饱腹感的瘦素是救世主吗？

下丘脑有多种增强食欲的神经和抑制食欲的神经。一旦这些神经释放信号，我们的脑就会产生"啊，肚子饿了"或"啊！饱了"的感觉，前者是摄食中枢，后者是饱腹中枢。这其中起着非常重要作用的是摄食中枢的MCH神经和饱腹中枢的α–MSH神经。在动物实验中，没有MCH神经的小鼠表现得没有食欲而变瘦，没有α–MSH神经的小鼠则无法控制食欲而变胖。

那么大家就会问，是不是我们把这种激动类神经控制好了就可以减肥了？实际上，在我们身体内的瘦素，可以抑制激动类神经而激活抑制类神经。"瘦素是脂肪细胞分泌的激素，堆积的脂肪量较多时脂肪细胞就会释放瘦素，于是食欲就会降低，从而减轻体重。"可是我们不禁会问，有这样的体内系统，为什么我们还会变胖呢？"问题就在这里，是因为有瘦素抵抗。"

瘦素抵抗是指尽管可以分泌瘦素，但也无法启动激活及抑制反应。事实上，如果一味吃高脂肪食物，瘦素就无法正常到达下丘脑。"其实人体内的

食欲

减肥的好朋友——抑制食欲的激素：瘦素

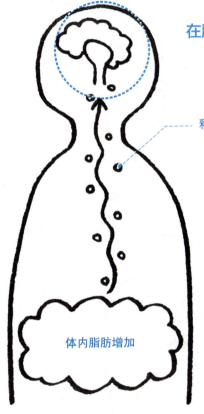

在脑内部抑制食欲

释放瘦素

体内脂肪增加

脂肪细胞储存脂肪并释放瘦素

体内的脂肪堆积在脂肪细胞内。脂肪细胞内的脂肪量增加的话，就会释放瘦素，一旦瘦素传递到脑，就启动了抑制食欲的开关。

想减肥的人对瘦素抵抗很头疼

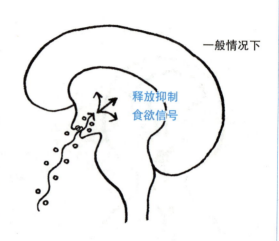

一般情况下

释放抑制食欲信号

瘦素进入下丘脑刺激神经

瘦素进入下丘脑刺激MCH神经（摄食中枢）和α-MSH神经（饱腹中枢），抑制MCH神经的活动，而激活α-MSH神经，从而抑制食欲。

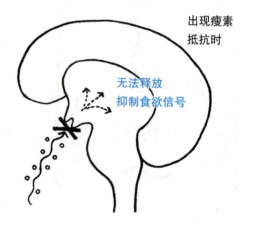

出现瘦素抵抗时

无法释放抑制食欲信号

如果有瘦素抵抗，则瘦素无法进入脑

一般吃高热量食物时会出现瘦素抵抗，致使血脑屏障关闭，瘦素无法到达下丘脑。即使释放了瘦素，也无法启动抑制食欲的开关。

食欲

血脑屏障这个关口控制着流入脑的血液成分，如果血脑屏障发生性质变化，瘦素就无法通过，自然也就无法到达下丘脑而控制体重。"有动物实验表明，给小鼠持续喂食高脂肪食物，小鼠的食量便会大增，从而迅速变胖。

那么大家是不是就会问了，明明我们有控制体重的内部机制，变胖时却根本不起作用，这不是没有任何意义吗？"其实不是这样的，如果不食用高脂肪食物，瘦素就可以正常发挥作用。"也就是说，想要减肥的话就要控制食欲，减肥的初始阶段最重要。

因纽特人肥胖但健康的理由

川野教授说："要减肥的人对瘦素抵抗肯定都比较头疼，但这原本就是为了生存而留下的必要身体机能。"早在远古时期，人类经常与饥饿为伍，为了应对遇到类似猛犸象这种大型动物的情况，必须要抑制住暂时的饱腹感而大量进食并储存能量。这种能力是在野外环境中生存下来所必需的。

因纽特人就在灵活使用瘦素抵抗。较多的体脂肪对于地处严寒地带的因纽特人而言比较有利，因为经常食用海豹等高脂肪食物，瘦素抵抗起作用，从而使体重增加。那么有人就会问了，总发胖的话不会形成生活习惯病吗？"其实，海豹脂肪内含有DHA等多种健康脂肪酸，所以即使发胖也健康。"倒是近年来，随着因纽特人失去了传统饮食文化，虽然肥胖问题有所减少，但反而心脏病等的发病率增加。

原来如此，但我们毕竟不生活在北极圈，暂时不需要瘦素抵抗，有能够感受到饱腹感的身体就行了。

本期嘉宾

川野仁

东京医学综合研究所神经回路形成项目副参事研究员，主攻神经回路再生及下丘脑机能等方向。"冬眠前的熊灵活利用瘦素抵抗来存储过冬的粮食。"

与饮食有关的构造

体脂肪

脂肪细胞是能量代谢的司令部

大家对自己的大肚腩都很讨厌吧！但请听我说说这些体脂肪的好处，它们绝对不是什么令人讨厌的家伙，其实它们都很能干的。它们被我们讨厌，却也有着自己的故事。

体脂肪经常被人们视为多余的赘肉，其实它并不是人体构造上多余的存在，反而对于人体正常工作起着非常重要的作用。同志社大学运动健康科学教授井泽铁也说："确实如此，近年的研究改变了大家对体脂肪的印象，体脂肪可不是多余的赘肉啊！"

脂肪细胞控制食欲和脂肪燃烧

体脂肪是由叫做"脂肪细胞"的特殊细胞组成的，这些细胞内有能够存储脂肪的大袋子，我们称之为"脂肪滴"。随着所存储脂肪的增多，大袋子也变得越来越大，甚至能变成一般细胞的数百倍那么大。

可是，脂肪细胞也并不是简单的能量储存库，它有另外一个非常重要的作用就是释放激素。比如，使脑抑制食欲的瘦素，激活糖和脂肪代谢的脂联素。脂肪细胞的大小在健康范围内的话，随着脂肪细胞变大，激素分泌量也增加，瘦素抑制食欲，脂联素燃烧脂肪，从而刚有点变胖倾向的脂肪细胞就又变小了。也就是说，一方面脂肪细胞逐渐增多，另一方面通过调节食欲及代谢而消耗掉过多的脂肪。脂肪细胞是全身能量收支的司令部。

那么我们就会问了，这样的人体构造如果好好工作，岂不是不用担心变胖的问题了？这就不得不提到刚才的"健康范围"的话题了。一旦超过此范围，情况就会彻底改变。

体脂肪

脂肪细胞很能干,释放激素及调节代谢

脂联素提高代谢水平,保护血管
脂肪细胞分泌激素的代表就是脂联素,它可以提升胰岛素的效果,促进肌肉的脂肪燃烧,修复受伤血管。

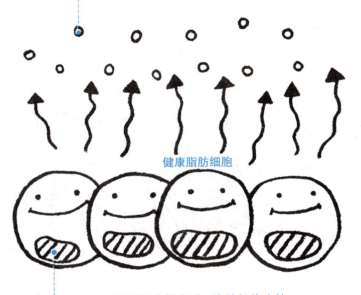

健康脂肪细胞

脂肪储存较少时,脂肪细胞为健康状态
脂肪细胞内有个大袋子叫做"脂肪滴",这里存储的脂肪量较少时,脂肪细胞为健康状态,可以分泌脂联素及瘦素等激素。

与饮食有关的构造

脂肪存储过多时,脂肪细胞变坏,引起炎症

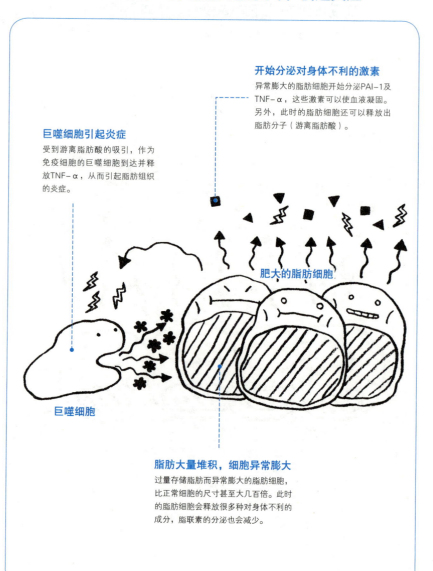

开始分泌对身体不利的激素
异常膨大的脂肪细胞开始分泌PAI-1及TNF-α,这些激素可以使血液凝固。另外,此时的脂肪细胞还可以释放出脂肪分子(游离脂肪酸)。

巨噬细胞引起炎症
受到游离脂肪酸的吸引,作为免疫细胞的巨噬细胞到达并释放TNF-α,从而引起脂肪组织的炎症。

肥大的脂肪细胞

巨噬细胞

脂肪大量堆积,细胞异常膨大
过量存储脂肪而异常膨大的脂肪细胞,比正常细胞的尺寸甚至大几百倍。此时的脂肪细胞会释放很多种对身体不利的成分,脂联素的分泌也会减少。

体脂肪

代谢综合征的真正原因是内脏脂肪的炎症

脂肪细胞不正常地过快膨大，脂联素的分泌量就会骤减，代谢水平也随之下降，无法处理的糖及脂肪就会堆积在血液中。虽然脂联素有修复血管的作用，但由于量在减少，所以动脉会慢慢硬化，这才是代谢综合征的真正原因。随着膨大的脂肪细胞进一步释放对身体不利的激素，血液也就更容易凝固，患心脑血管疾病的风险也就更高。

可是，具体是怎么回事呢？

其实，就是体内的脂肪组织有炎症了。说起炎症一词，一般指的是感冒时的嗓子红肿、伤口感染类的症状，这些症状其实就是身体对入侵体内的细菌及病毒的抑制性反应的一部分。异常膨大的脂肪细胞释放的不利成分为什么能够吸引来本是免疫细胞的巨噬细胞呢？巨噬细胞正常时可以吞噬入侵体内的细菌等异物，但是一旦被不利成分刺激就会引起不必要的炎症反应，接下来，炎症反应又刺激脂肪细胞。这样形成恶性循环，脂肪细胞释放更多的不利成分，血液变得更黏稠，炎症反应变得更强烈。

要脱离这种恶性循环，只有使脂肪细胞变苗条，除此之外没有其他好办法。所以，过度肥胖的人需要减肥。另外，内脏脂肪较多的人容易发生这种恶性循环，一旦体内脂肪较多时就要注意了。

说起减肥，一般是控制饮食、运动，井泽铁也教授认为运动更能抑制炎症。要想健康减肥，不能只控制饮食哦，大家要记住了！

本期嘉宾

井泽铁也

同志社大学运动健康科学教授，主要研究方向为运动及饮食控制引起的脂肪组织变化。"运动减肥的效果不只是减肥，运动还可以提高呼吸器官及循环器官的机能，增强代谢能力。只靠运动得到的健康效果就有很多。"

与饮食有关的构造

脂肪滴

脂肪是身体的宝贵财富！
好好存储好好使用

应该没有人想存储些脂肪吧？大家肯定都想尽量减少体内脂肪量。可是，脂肪作为身体非常重要的能量来源，是身体的重要成员。因此，尽量存储些脂肪，并好好使用，这样的做法可以保护身体。

说起健康的话题时，脂肪基本上就被定性为对身体无益的成分，主要原因为脂肪是生活习惯病的元凶。为此，必须减少饮食中的脂肪，保持纤细的身体。大家说得很有道理，但是如果大家都认为"脂肪是万恶的根源"的话，真是令人遗憾。其实，脂肪绝不是身体应该忌惮的成分，反而对身体很有价值；身体对脂肪也很重视，标志物就是体内的脂肪滴。

脂肪滴是细胞中用于存储脂肪的袋子，是身体为了脂肪而特别准备的"单间"。一直从事脂肪滴功能研究的兵库县立大学教授大隅隆说："脂

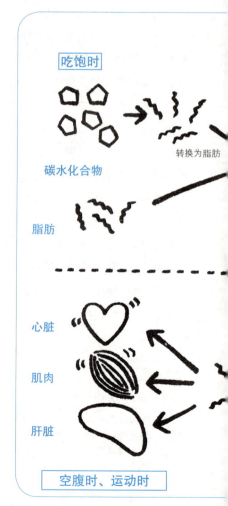

脂肪滴

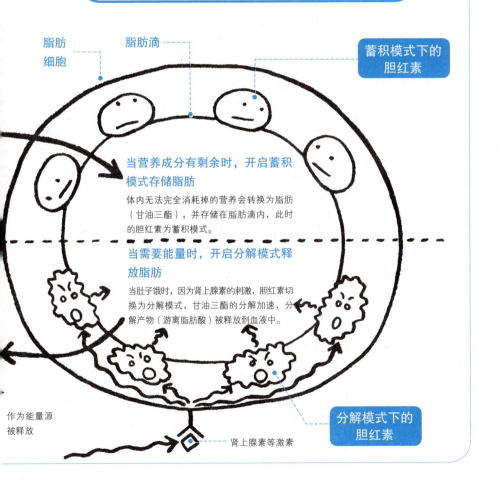

与饮食有关的构造

肪滴作为身体的能量来源，是身体不可或缺的组成部分。脂肪滴存在于各类生物的体内，是基本构成单位之一。"

多余的能量全部储存在脂肪里

脂肪细胞由很多脂肪滴组成，用显微镜仔细观察就会发现脂肪细胞内部满是巨大的脂肪滴。通常我们的食物里含有碳水化合物、脂肪、蛋白质等营养成分，当通过饮食摄入的能量超过身体可消耗量时，无法被消耗掉的部分会转变为脂肪的一种，即甘油三酯，并存储在脂肪细胞的脂肪滴内。其实身体把多余的能量转换为脂肪是有原因的，其一：与碳水化合物及蛋白质等相比，脂肪的能量密度约为它们的2倍，也就是说脂肪是有一定的收容能力并适合存储的成分。其二：一旦我们觉得肚子饿而需要能量时，存储在脂肪滴中的甘油三酯就会被分解并释放，向身体提供能量。

控制着存储与释放开关的是位于脂肪滴表面的蛋白质分子，它叫"脂滴包被蛋白"。当这个开关处于蓄积模式时，甘油三酯的分解被抑制，脂肪一点点地存储到脂肪滴内；当受到激素刺激而切换到分解模式时，则可以迅速转换并加速分解甘油三酯。可以说，脂滴包被蛋白是脂肪滴的守门员。

为了应对食物不足而把多余的能量存储起来，这种能力在野外环境中非常重要。这也是远古时期，祖先为了应对自然环境的变化而生成的身体构造机理。也就是说，脂肪存储到脂肪滴里是为了应对自然环境的变化。可是现代人类很少挨饿，是一边倒的蓄积模式，几乎没有分解模式出现，这就造成了肥胖问题。

慎重使用脂肪，细胞的伤害就会减少

其实脂肪滴也存在于脂肪细胞以外的细胞，在心脏及肌肉等需要消耗脂肪的器官组织细胞里就有小型脂肪滴可以暂时存储脂肪。用商品物流系统来比喻的话，脂肪细胞就是物流源头的大仓库，心脏及肌肉等的细胞里的脂肪滴就是小卖店的小仓库。大仓库与小仓库并存是为了应对各自的脂肪消费速

脂肪滴

度，有了这样的二级存储体系就可以更好地调节各自的脂肪消耗。

在使用基因技术制作的、心脏中没有脂肪滴的小鼠动物模型里，研究发现心脏细胞提前老化。研究人员认为这是由于心脏里没有了有小仓库作用的脂肪滴，心脏的脂肪消耗无法被抑制而消耗速度过快，导致心脏细胞过早老化。

为了最大限度地发挥脂肪的价值，我们全身的细胞里都有脂肪的小"单间"，这也是为了保持身体健康。脂肪过多对身体不好是事实，但请不要认为脂肪都是坏蛋。

本期嘉宾

大隅隆

兵库县立大学生命理学研究科教授，主攻研究方向为脂肪滴的作用。
"脂滴包被蛋白被发现于20世纪90年代中期，其作用近几年才被发现。关于脂肪滴的研究是一个崭新的领域。"

与饮食有关的构造

肠道

最古老的器官——肠道非常聪明

在日语里，像"气得不行了""决心"等用于表示感情、意义等意思的词语里都有"腹"这个字。我们通常认为表示感情、意义的应该是脑，实际上肠道对心情也有影响。这是为什么呢？也许我们可以从生物进化史中寻找到答案。

其实肠道是非常独特的器官，有着像脑那样复杂的神经网络，因此也被称为"第二脑"。日本东北大学教授福士审说："即使没有脑的指令，肠道也能够处理食物，肠道有着自己的'脑'。"可是，肠道的"脑"到底是什么呢？人不是只有一个脑吗？

即使没有脑的指令，肠道也可以先处理食物

肠道壁的肌肉层之间有着网状的神经，这就是肠道的"脑"。从肠道上游来的食物碰到肠道壁内表面时，内表面上可以感知到刺激的传感器细胞就会发出"来了"的信号，并将其传递给肠道的神经网络，神经网络即刻向肠道的上游及下游发出指令："上游的收缩！""下游的放松！"就这样，肠道就像我们反复挤牙膏那样，把食物一点点地向前推进（见36页图）。

其实，这个流程与脑和脊髓等中枢神经系统毫无关系。给体外培养的肠道口一侧放入一个物体，肠道就可以靠自己的力量像毛毛虫一样蠕动着把物体推向肛门一侧。这时的肠道简直就像是一个独立的生物一样，这就是它的惊人之处。

顺便提一句，肠道上的神经网络大概有1亿个神经细胞，与脑的1000亿个神经细胞相比确实少很多。但是，小鼠的脑神经细胞也只有几千万个而已，只从数量上来讲的话，我们的肠道可是比老鼠还要聪明哦！当然，这只

肠道

> 全长 9 米的管道贯穿身体，这就是动物的雏形

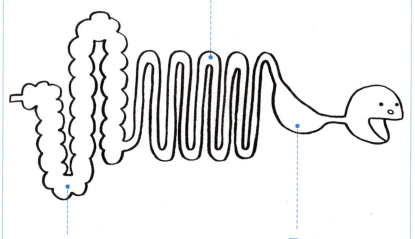

小肠
直径只有2~3厘米，但长度却可以达到6~7米的细长管道。小肠里由于混入了胰腺及肝脏释放的消化液而能够在消化掉食物的同时吸收营养。食物在小肠里停留的时间很短，通常为3~5小时。

大肠
长约1.5米，直径5~7厘米的粗大管道。将在小肠里吸收掉营养的糟粕挤掉水分，使之成为容易排泄的大便。内容物一般在大肠内滞留10~40小时。另外，大肠也是肠内细菌的住所。

胃
膨胀起来是大概有1.5升容量的肉袋子。把吃掉的食物挤压与胃液混合，经过5~8小时成为粥一样的状态，然后再把食物依次送入小肠中。

即使没有脑的指令，肠也能工作

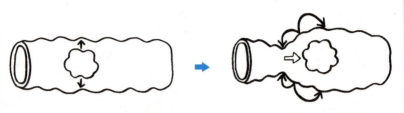

通过肠道的食物接触到肠道内侧的黏膜而产生刺激，这里有叫做嗜铬细胞的传感器细胞。

信号经过神经网络传导，上游的肠道收缩，下游的肠道松弛，这样就能把内容物一点点向前推进，而这整个过程与脑没有任何关系。

肠道决定心情

我们一般认为心情是脑创造出来的，但实际上肠道的情况也能够左右心情。排便顺畅时的爽快感就是肠道创造出来的。

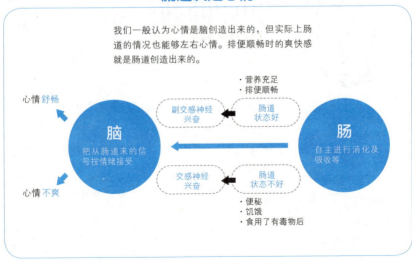

肠道

是个数量上的比较而已。

肠道是脑的前辈，对心情也有影响

肠道能有这样的构造及功能，与生物的进化有着密切关系。其实，肠道是起源特别早的古老脏器，出现的时间比脑、眼睛、手、脚等都要早，可以说是最古老的。在远古时期，有的生物全身都是肠道；随着进化，逐渐成为有脑、手、脚的动物，之后人类诞生了。可以说，肠道是动物的雏形，是体内的活化石。所以，即使在有脑这个新中枢的今天，肠道内古老的"脑"也在工作着。

话虽这么说，肠道也不是完全独立的，也不是与脑毫无关系的，该与脑合作的地方还是充分合作着。说起脑与肠道的"合作"，很容易使人觉得以脑为主，以肠道为辅，其实有的地方正好相反。这又是什么意思呢？一般我们说"心"，大家都会觉得是在说脑，但实际上肠道也对"心"有影响。与肠道相关的是心中的"情感"，比如"愉快""不愉快"，这两种心情是很难只靠脑的力量改变的，很大程度上取决于"肠道的心情"。此时，肠道的意向就优先于脑的意向。日语里"生气""决心""万分悲痛"等意义的词语里经常会有与"腹"相关的词语，用以表达个人感情。我们是不是可以理解为：古人认为这些情感与其说是起源于"头"（脑），不如说是起源于"腹"（肠道）。

一般我们只认为肠道是个处理食物的器官，但它与心情也有关系，很令人吃惊吧。其实，在我们的体内，肠道是脑的前辈，大家一定要好好保护它啊！

> **本期嘉宾**
>
> ### 福士审
>
> 日本东北大学医学院教授，医学博士，主要研究方向为行动医学、精神与身体医学。"在研究因压力导致发热的疾病的过程中，自然就注意到了脑与肠道的关系。"

与饮食有关的构造

线粒体

比东京体育场都大，细胞内的能源工厂

一运动就要消耗体内的能量，这是常识。我们的身体从食物中摄取能量并消耗掉，依赖于体内规模庞大的构造。

非常努力地工作、运动，差不多肚子要饿的时候，经常会说"得补充能量了"之类的话吧。其实，这些话语是对体内能量收支非常生动的解释，食物就是汽油，肌肉及脑等就是发动机，要使发动机运转就需要汽油，没有汽油了肚子就会饿。发动机燃烧汽油得到能量，但不能说肌肉点火并燃烧了食物。"实际上，我们的身体采取了更温柔的方式，一点点取出能量使用，这个过程的主角就是线粒体。"东京都健康长寿医疗中心研究所的田中雅嗣如是说。

根据电子流而工作的小泵

人类的细胞基本大小为几十微米，用高性能显微镜观察细胞，是看上去像雀斑一样的小点点。线粒体是细胞中非常小的袋子，大小约为1微米（1毫米的千分之一）。基本上所有的细胞里都有线粒体，平均每个细胞里有几百个线粒体，能量越多的细胞线粒体就越多。持续进行搏动的心脏细胞里满是线粒体。

那么，身体是用什么方法温柔地取出能量的呢？起到关键作用的是线粒体的"膜"。线粒体由两层膜包裹而成，外侧膜比较光滑，内侧膜则有着复杂的形式。有很多蛋白质分子贯穿内侧膜，可溶于水的质子可以从这些带孔的蛋白质中通过。

线粒体

体内所有细胞都有线粒体

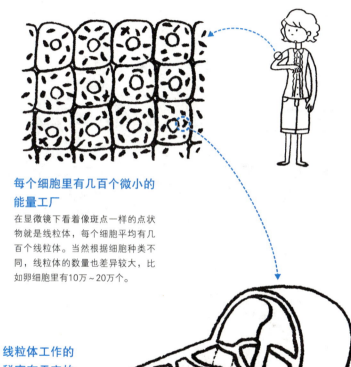

每个细胞里有几百个微小的能量工厂

在显微镜下看着像斑点一样的点状物就是线粒体,每个细胞平均有几百个线粒体。当然根据细胞种类不同,线粒体的数量也差异较大,比如卵细胞里有10万~20万个。

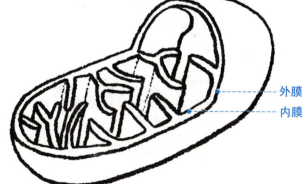

外膜
内膜

线粒体工作的秘密在于它的两层膜

线粒体有两层膜,内层膜上有很多波浪样的褶皱,里面隐藏着生产能量的秘密。

与饮食有关的构造

膜面积越大就能产生越多的ATP

被分解的食物释放很多电子
碳水化合物、脂肪等来源于食物的营养成分在被分解的过程中会释放出很多电子，它们会沿着被称为"电子传导系统"的路线传导。

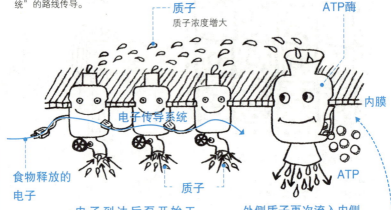

质子
质子浓度增大

ATP酶

内膜

电子传导系统

食物释放的电子

质子

ATP

电子到达后泵开始工作，向外侧释放质子
当电子到达电子传导系统后，贯穿于线粒体膜的蛋白质分子就会像泵一样工作，从膜内侧向外侧运输质子，结果外侧的质子浓度就会增大。

外侧质子再次流入内侧，通过这个力量生产出ATP
当膜外侧的质子浓度较高时，就通过一种叫ATP酶的贯穿于膜的蛋白质分子再返回到膜内侧，借助这个流动的力量就可以生产出ATP（腺苷三磷酸）。

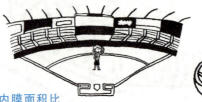

线粒体的内膜面积比东京体育场还大
把一个人的线粒体内膜面积累计起来，可抵好几个东京体育场。

线粒体

在胃肠里被消化、吸收的营养成分（碳水化合物、脂肪等）被带入细胞内，逐渐分解的同时进入线粒体，并最终释放出很多电子。参考前页图示，被释放的电子像电流那样向前传递，带孔的蛋白质分子就像插上电的泵一样运转起来，向内膜的外侧运输质子。于是，两层膜之间的质子浓度增大，这就激活了另一个蛋白质分子通道而向反方向运输质子，最终使得质子从浓度高的一侧向浓度低的一侧流动。正是这个流动的过程合成了高能量的ATP（腺苷三磷酸），这就生成了细胞的能量源泉。肌肉及神经等体内活动需要的能量都来自于ATP。

"内膜面积越大，产生的ATP越多。"其实线粒体内膜呈褶皱状，有一点是为了节省空间。要知道，人体内的线粒体内膜总面积可是抵得上好几个东京体育场那么大。

是不是很惊讶？我们体内原来藏着如此巨大的构造！

原本是细菌，不断运动、不断分裂，从而数量增加很多

很久很久以前，线粒体是细菌。在远古时期，寄生在我们祖先细胞内的一部分细菌就形成了线粒体，原因未知。

最后，田中老师说："运动可锻炼肌肉，也能使肌肉中的线粒体像细菌一样分裂而增加数量。线粒体较多的身体代谢快而不容易发胖，也比较健康。线粒体较多的肉类食物也比较好吃。"

本期嘉宾

田中雅嗣

东京都健康长寿医疗中心研究所健康长寿基因组探索核心研究小组组长，主要研究方向为线粒体与代谢及长寿的关系。"从线粒体的类型就可以判断长寿与否，日本人长寿也许是因为优良的线粒体。"

Part 2
与调节有关的构造

体内有很多像踩油门和刹车这样相互牵制的功能，正是由于两方面的平衡，才使得身体处于良好的状态。但是，如此精妙的构造也有意想不到的弱点。

与调节有关的构造

自主神经

人一紧张心脏就怦怦跳是为什么？

人紧张、焦虑时，身体会兴奋，所以心脏会怦怦跳，呼吸也快。相反，心情舒畅时，心脏也比较舒服，肌肉比较放松。控制这些变化的就是自主神经，虽然它负责维持人体的基本生命活动，但却在不为人知的地方默默工作着。

做非常重要的发言或演讲之前，心脏怦怦直跳；又或者是与伟人或偶像见面时，紧张得说不出话来。大家是不是都有这种体验？造成这种状况的就是自主神经。

自主神经是对神经中不受人类意志控制的那部分神经的称呼，名古屋市立大学教授早野顺一郎形容说："就像是冰箱及电饭锅里的自动控温器一样。"不用担心"要是不加快心率可怎么办"等情况，但也有因为自主神经不受主观意志控制而烦恼的时候。

与呼吸节奏一致，心跳速度也在变化

先不说烦恼的话题了，让我们来体验一下自主神经的聪明之处吧。先自我放松，摸着手腕处的脉搏，均匀地呼吸，能感受到吸气与呼气时心跳速度的细微不同之处吧？心跳基本上在每分钟60～70下，平均1秒1下，实际上在0.9秒至1.1秒之间摇摆。吸气时会变快，吐气时会变慢。我们称这种现象为"呼吸性心跳摇摆"，这正是由于自主神经的作用而引起的。

自主神经又分为交感神经和副交感神经，交感神经可使体内的各种功能加速（兴奋），副交感神经可使之减速（镇静），通俗来讲就是踩油门和踩刹车的关系。

自主神经的变化与呼吸节奏保持一致，吸气时交感神经处于优势位置，吐气时副交感神经处于优势位置，心跳速度也随之同步变化。

自主神经

脉搏的速度与呼吸节奏同步变化

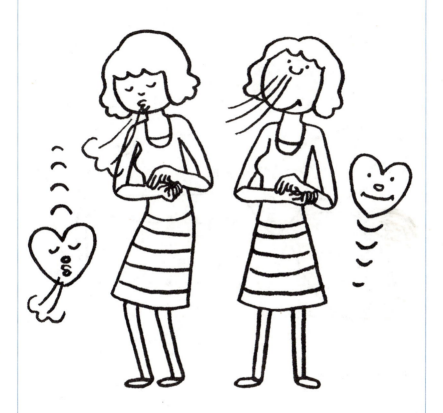

摸着自己的脉搏并试着均匀呼吸,是不是可以明白心跳速度与呼吸节奏的同步变化?吸气时加快,吐气时减慢。稳稳坐在椅子上,或者躺着比较容易感受到。

与调节有关的构造

改变心跳数是自主神经的工作

肺
把吸入的氧气带入从心脏流出的血液,之后再把含有氧气的血液送回心脏并至全身。

心脏
交感神经与副交感神经的相互平衡决定心跳速度和摇摆程度。

副交感神经
副交感神经可以抑制心跳速度,抑制开始后1秒以内心跳速度就会变慢。

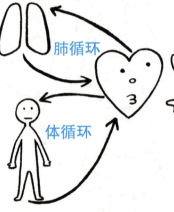

全身
在肺里吸入了氧气的血液回到心脏,再被送往全身,消耗掉氧气后血液再次返回心脏,并送到肺,从而反复循环。

交感神经
交感神经可以加快心跳速度,加速开始到作用显现需要的时间稍长,一般在神经激活后10秒以上。

心脏向肺循环和体循环两个路径输送血液,运动时体循环需要大量的氧气,所以交感神经工作,提高心跳数;安静时给体循环的氧气供给只需要最低限度就可以,所以为了提高肺循环的效率,心跳数开始浮动变化。

自主神经

这种变化在所有用肺呼吸的生物里都能见到，比如狗的变化就很大，狗吐气时心脏几乎停止跳动。比较有意思的是青蛙，当它还是用鳃呼吸的蝌蚪时就没有这种变化，然而上岸后这种变化就开始出现。

降低心跳数节约能量

为何动物的身体非要出现这种浮动变化呢？早野教授说是为了节省能量，"心脏持续运转的话，需要的能量太多了。"心脏的工作就是把带有氧气的血液送向全身，吸气时肺里氧气比较多，很有必要让血液多带过来，但吐气时氧气比较少，所以节约能量，就好像踩了刹车一样。

以上是情绪平静时的工作情况。脑和身体努力工作时，为了提供足够的氧气，就需要提高心跳数，此时就需要交感神经发挥作用了。交感神经的工作经常被分为两类：战斗或逃跑，就像遇到熊或老虎时的状态，为了生存下去，必须使身体的全部功能开启。

回到开始的话题，当我们演讲时感到心脏怦怦跳，是因为身体把演讲视为熊或老虎等威胁。自主神经无法估算现代人面对的真实压力，遇到工作上的压力时，就像遇到了老虎一样奋起反抗。

说起心脏怦怦跳，大家是不是也会有个疑问：遇见"女神"或"男神"时，我们的小心脏也怦怦直跳，这也是交感神经的作用吗？

"当然了，令我们心脏怦怦跳的是不太了解的异性，对不对？心里很想去接近对方，但又犹豫不决，是逃跑？还是接近？此时就该交感神经出场了。相反，如果对方是我们已经熟知的家人，就不会那么激动，大家也就比较放松，此时就是副交感神经在发挥作用了。"

本期嘉宾

早野顺一郎

名古屋市立大学医学研究科教授，主要研究方向为心脑血管内科、心脏治疗内科。"摸着脉搏如果能明白心跳数的浮动变化，就证明心脏还年轻，上了年纪的话浮动变化会变小。"

与调节有关的构造

压力激素

一有压力就增多的激素

焦虑时，是不是不知不觉地会说出这种话："太有压力了！"此时，试着看看我们体内的变化吧。身体肯定是在努力适应这种变化的，但这可能并没有用。

当今世上，人人都有压力吧。上下班高峰期的地铁、大街上的噪声、邻里街坊及单位的人际关系、工作压力等每天都在影响着我们的身心，使得我们很焦虑。此时，我们的体内发生了什么样的变化呢？日本东北大学井樋庆一教授说："压力确实可以打乱体内的平衡，相应的，体内也启动了防御反应。"

压力激素是万能药，能对付任何压力

说起压力，我们通常会想到令人讨厌的上司等精神方面的因素，但从医学角度来讲，打乱体内平衡的任何因素都叫压力。所以，像炎热、饥饿、有害物质、病毒感染等，与令人讨厌的上司同样都是压力。其实这并不只是简单的定义，因为对于这些压力，身体都做出了防御反应，我们通常称之为"应激反应"。也就是说，对酷暑、极度饥饿、讨厌的上司等产生的应激反应有着相同的机理。当然身体在处理时有独立的对策，比如应对炎热，身体会出汗，但基本前提就是无论遇到什么压力，身体都最先使用这个"万能药"。

应激反应的核心成员是肾上腺皮质激素，别名压力激素，它的名字只是把压力和激素组合在一起而已。肾上腺皮质激素由肾上腺分泌，分泌路径比较长，涉及的激素也比较多（见50页）。但简单点说就是脑感受到压力后下达指令，经过几个阶段后最终到达肾上腺而分泌出肾上腺皮质激素。该激素增多的话，血压及血糖等就会上升，身体的兴奋性就会提高。这是为了应对

压力激素

压力各式各样,但反应基本相同

压力通常指的是精神压力

提起压力,现代人首先想到的就是精神方面,基本上都是家庭成员间、公司上级及同事、邻里街坊间的人际关系,是一些人与人的摩擦冲突。

容易导致疾病的是生物学压力

生物作用导致压力的代表性实例就是细菌及病毒感染。另外,虽然现代社会基本没有了,但遭遇猛兽确实是原始社会时很大的压力来源。

高温高湿也是压力(物理及化学的压力)

温度、湿度、气压等急剧变化,噪声等物理性刺激,和有害物质导致的化学损害等都对我们的身体产生直接影响,也是压力。

面对各式各样的压力,应激反应都一样

压力多种多样,但身体都用同一反应来应对,我们称之为"应激反应"。即使压力发生变化,反应是共通的。

与调节有关的构造

应激反应相关的激素链和自主神经

应激反应的起点（下丘脑）
视觉、听觉、触觉等捕捉到的压力信息到达下丘脑后，从这里向激素系统和自主神经系统下达指令。

激素信号的中转站（脑垂体）
下丘脑释放出促肾上腺皮质素释放素，该激素被脑垂体捕捉到后，脑垂体就会分泌出促肾上腺皮质素（图中的△），该激素随着血液流向肾上腺。

应激反应的主角（肾上腺）
接收了促肾上腺皮质素后的肾上腺会释放肾上腺皮质素（糖皮质激素等，图中的〇）。同时，由于受到交感神经的刺激也分泌出肾上腺素，这也是应激反应中很重要的成员。

另外一个应激反应（自主神经系统）
与激素系统不同，自主神经系统也对压力有所反应，收到来自下丘脑的指令后交感神经系统兴奋，全身进入紧张状态。

肾脏

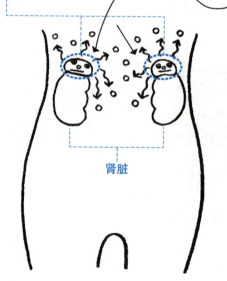

压力激素

压力采取方案，身体在做着准备。

平时身体也会分泌些肾上腺皮质激素，白天的分泌量增多，夜晚减少，这样反复循环。人类是白天活动的动物，所以该激素白天活动性较强，夜行性的老鼠则完全相反。

一旦感受到压力，肾上腺皮质激素的分泌量骤增，这是身体为了应对压力而做的准备，但具体的机理尚不清楚。肾上腺功能不全会导致肾上腺皮质激素分泌不足，对于这样的病人给予肾上腺皮质激素的话，就会惊人地恢复健康。井樋教授认为这种戏剧性的效果不太可能只是由血压及血糖上升决定的，也许这个激素有着关系到生命活动本质的未知作用。

不积攒压力的窍门：感恩及幽默

就算是人们对压力的忍耐性提高了，压力本身还存在，它并没有消失。野生动物看见天敌的身影，身体里的血压及血糖就会升高，拔腿就跑，从压力源逃离。可是我们看到讨厌的上司时，就算是血压升高，也无法像兔子那样跑掉啊。井樋教授说："我们长时间忍受压力，还无法解释清楚体内到底发生了什么。"在长期压力动物实验里，需要长期连续欺负小白鼠，但研究人员也不愿意这么做。原来，对于研究人员而言，长期压力实验本身就是压力！那么怎么做才能不积攒压力呢？井樋教授说："如果不能改变环境，就只能改变自己。感恩和幽默非常重要哦！"

本期嘉宾

井樋庆一

日本东北大学信息科学研究科信息生物学教授，主要研究神经内分泌学，特别是压力引起的激素及自主神经系统反应方向。"对于压力，人们只知道压力与抑郁症、高血压、糖尿病、风湿病等很多疾病有关，但还是知之甚少。"

与调节有关的构造

体温调节

最经济的解暑方法是什么？

身体有着精密的构造，可以做到即使在酷暑里也能使体温保持稳定，比如出点汗、调节下血流等，但不止于此哦。下面就让我介绍一下与体温相关的身体的精妙机理吧。

说起体温调节，首先我们想到的就是出汗吧。确实，汗水从体表蒸发时能够带走热量，这是个非常有效的降温方法，与向地上泼水就能凉爽是同一个道理。值得一提的是，能够通过蒸发水分进行体温调节的生物，都像人类一样聪明。

早稻田大学人类科学学术研究院教授永岛计说："对于生物而言，水是非常宝贵的资源，所以生物会优先选择零成本的调节方法。"原来有不用消耗水分的调节方法啊。那么，什么样的方法是零成本呢？永岛教授说："增加体表附近的血液流量比较合适，只扩张血管而无任何损失。"

我们全身的皮下都有脂肪，而脂肪又比较耐热，冬季的话脂肪就是"保温材料"，能够维持体温。夏季时，受外部气温的影响，脂肪外侧的血管扩张，血液流量增加，能够高效散热。如果用这种方式就调节了体温，那就不用靠出汗了。

这个反应是在我们感到热之前由自主神经引起的，反之当我们感到冷时，血管收缩皮肤，血流变慢就可以把热量封存在脂肪层内侧。

人类开空调与乌龟晒日光浴一样吗？

永岛教授微笑着说："其实，还有更简单的方法哦！那就是开空调！"等等！开空调与身体的构造根本就没有任何关系啊？

体温调节

根据热的程度，使用不同的对策

出汗带走热量

天气热时，从全身的汗腺（小汗腺）向外分泌汗水，随着汗水的汽化，热量也被带走，皮肤表面的温度就会下降。这个系统很有效，但水分会发生损失。

贴近皮肤表面的血液流量增加

脂肪层外侧流动的血液容易受到空气的影响，增加这里的血液流量就可以使热量散失。这种方法对身体没有任何损失，实在是非常经济的体温调节系统。

与调节有关的构造

寒冷时蓄积热量，更冷时就制作热量

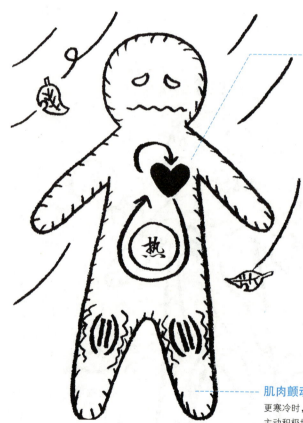

把血液循环封存在内部

寒冷时尽量使血液在皮下脂肪内侧循环，这样热量就不容易散失。为此，皮肤血管收缩，更多的血液能够流向身体深处。

肌肉颤动产生热量

更寒冷时，通过肌肉颤动则可主动积极地生产热量。但是，颤动过程中身体运动机能将受损，这是身体在别无他法的情况下想出的最后的办法。

体温调节

"其实并不是这样的,这可是身体非常聪明的调节功能哦,这种方法被称为'行动性体温调节'。"不太明白?还是接着往下看吧。

血管扩张的构造只有哺乳类和鸟类等恒温动物才具备,是相当高级的调节系统,不仅要求具备精细的神经系统,而且维持此系统也需要一定的能量消耗。乌龟、虾等变温动物则使用更简单的行动性体温调节系统,简而言之就是:天热了,就到阴凉处;天冷了,就到外面晒太阳。总之,只要到合适的地方去就大功告成,零消耗,实在是既有效又节约成本的方法。

其实,恒温动物体内也有这种简单的调节系统。狗啊、猫啊都不用谁教,夏天就去树荫下避暑,冬天就到阳光下晒太阳。人类会使用空调等机器,看起来挺高级,但本质上与乌龟一样:感觉到热了就采取行动。

不出汗的话,体温调节功能就会减弱

原来如此,那么人类为什么要消耗能量来出汗呢?原因就是为了抑制脑及肌肉等的温度。脑及肌肉活动时,内部发生着化学反应,而此类反应的速率受体温控制,最适宜温度为37~38℃。为了使体温能够维持在此范围内,人类比爬虫类动物拥有更强的发热能力,迫切需要强力的冷却系统。永岛教授说:"空调用多了会引起汗腺萎缩,并引起体温调节功能衰退,所以夏天出出汗也是好事。"

好嘞!既然身体有这么棒的构造,不用真是浪费了!

本期嘉宾

永岛计

早稻田大学人类科学学术研究院教授,医学博士,主要研究方向为体温及体液的调节体系。"人类用出汗进行体温调节。狗是用大口喘气的方法,伸出舌头并增加呼吸次数,这样能从嘴里蒸发掉唾液等水分,通过这种汽化热而降低体温。"

与调节有关的构造

褐色脂肪细胞

寒冷时身体的加热器

体内有一种加热装置，一到冬天就会工作。生产热量的话就要燃烧脂肪，听起来对减肥也有好处，应该不错吧？可是，据说它们的工作状态因人而异，是怎样的呢？

当我们感到寒冷时，身体自己的"加热器"就开始工作了。这个加热器就是褐色脂肪细胞。"脂肪细胞会帮助我们？"大家是不是都会有这样的疑问。实际上，普通的脂肪细胞少一点确实比较好，可褐色脂肪细胞与通常所说的脂肪细胞（我们这里称其为白色脂肪细胞）完全不同。对褐色脂肪细胞的研究处于世界领先地位的天使大学教授齐藤昌之说："为了生产热量，褐色脂肪细胞可以燃烧脂肪，对减肥很有好处。"

咦！褐色脂肪细胞多了比较好！那我们就接着往下看到底是什么样的构造原理。

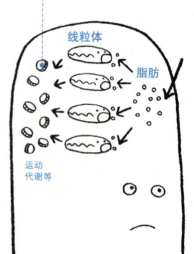

细胞内的线粒体取出能量
通常，到达细胞的脂肪及碳水化合物逐渐被分解而进入线粒体，并被加工为高能量分子ATP，成为一切生命活动的能量源泉。

褐色脂肪细胞

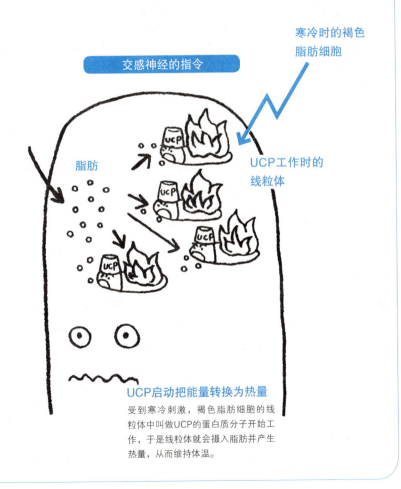

味觉刺激也能使褐色脂肪细胞充分工作

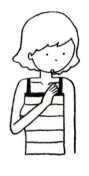

褐色脂肪细胞分布于锁骨下方

原来人们认为褐色脂肪细胞随着年龄达到成人标准后就会自然消失，但近年研究发现，即使成人后人体内也还有。褐色脂肪细胞多分布于肩头到锁骨下方区域及肩胛骨周围，量较多的人总量可达600克。

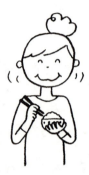

充分咀嚼食物就可激发褐色脂肪细胞工作

充分咀嚼食物的话，交感神经开始工作并刺激褐色脂肪细胞，于是饭后的体温就会升高（饮食诱导性热量产生），相应的能量消耗也增多。特别是辛辣食物的效果比较好。

寒冷时优先生产热量

我们的身体大约有60兆个细胞，每个细胞的生存都需要能量。为此我们必须每天吃饭，但细胞并不能把食物中的成分（糖及脂肪等）直接转换为能量使用，必须要把食物分解到分子水平，生产成能量分子ATP（腺苷三磷酸）。至此，细胞就可以利用能量了。负责生产ATP的是细胞内的线粒体，每个细胞平均有几百个线粒体。把来源于食物的能量转换为可利用的形式，这个功能对于生物生存而言是最重要的。

身体感到寒冷时，褐色脂肪细胞的线粒体毫不吝惜地燃烧平时用做ATP原料的食物成分（主要是脂肪），使身体产生热量。寒冷时，与生产ATP相比，温暖身体更重要。切换这个转换开关的工作由交感神经负责，交感神经根据寒冷程度动员褐色脂肪细胞工作，使线粒体内叫做UCP的蛋白质分子工

褐色脂肪细胞

作起来并将线粒体切换为"加热器"模式。

"根据基因实验技术，研究人员创造出没有UCP分子的小鼠，结果该类小鼠因无法维持体温而死亡。褐色脂肪细胞多重要啊！"一般我们为了减掉多余的体脂肪而运动，但褐色脂肪细胞不用运动就可以燃烧脂肪，看起来真的对减肥很有帮助啊。

褐色脂肪细胞随着年龄增长而减少

直到最近，科学家才充分确认了人体中褐色脂肪细胞的存在。"过去我们认为褐色脂肪细胞只存在于婴儿时期，等到了成人后就消失了。"颠覆了这个医学常识的正是齐藤教授，他使用PET检测装置研究发现：即使成人后褐色脂肪细胞也存在于肩及锁骨下方等处，但是其活跃程度因人而异，也有的人完全没有。另外，褐色脂肪细胞的大致趋势是随着年龄增长而减少，20岁的人大概有一半有褐色脂肪细胞，40岁以上的人就不怎么有了；而且，褐色脂肪细胞比较多的人拥有的体脂肪比较少。看来有褐色脂肪细胞的话，果然不容易变胖。

如果是这样的话，该如何维持褐色脂肪细胞的活跃程度呢？齐藤教授认为，冬天身体适当接触冷空气，就能使褐色脂肪细胞好好工作。一直躲在开着暖气的屋子里，效果正好相反。还有一个建议就是充分咀嚼食物，味觉刺激也能使褐色脂肪细胞好好工作。原来如此，从今天开始大家都尝试一下吧。

本期嘉宾

齐藤昌之

天使大学护理营养学教授，主要研究方向为能量代谢调节。"根据计算结果，有褐色脂肪细胞的人比没有的人10年内多燃烧掉6千克脂肪，也不容易发胖。"

血糖值

维持血糖平衡的激素

要减肥就得先减少甜食的摄入，这样想的人是不是很多？诚然，过多摄入糖分是个问题。可是反过来，糖分摄入过少也是问题。维持平衡最重要，所以身体为了维持血糖平衡日夜工作着。

大家的周围有没有这样的人？肚子饿时偏巧有很重要的会议，嘴里说着"没办法只能提高血糖值了"，于是就随手往嘴里放甜食。摄入糖分后血糖值就会上升，肚子饿血糖值就会下降，所以血糖值降低时补充甜食完全合情合理。但是，健康人的日常生活中，血糖值不会低到不补充甜食就不行的程度。千叶大学医学院教授三木隆司告诉我们："我们的身体在严格控制着体内的血糖值，血糖值升高时就使之下降，降低时就使之上升，不可能有极端变化的情况。"但是，现代生活中也有搅乱该调节系统的状况发生。

升高血糖值的激素有5种

降低血糖值的激素只有1种，升高血糖值的激素却有5种，是不是很不平衡？对身体而言，血糖值下降过多绝对是生命危机，为了防止这种情况发生，身体也在密切防备着。身体中最需要血糖（葡萄糖）的器官就是脑，其他器官还可以利用脂肪作为能量来源，只有脑需要依靠葡萄糖提供能量。为了保持脑的正常工作，不降低血糖值就变得非常重要，所以用5层保障来严密防止血糖值降低。另一方面，即使血糖值升高也不会很危险，降低血糖的激素只有胰岛素就足够了。

对于现代人而言，降低血糖的功能却太脆弱了。在人类进化史中，人类祖先经常面对食物不足的困境，因此抵御空腹挨饿（血糖值降低）的构造功能较多，对于饮食过量却没有什么好办法。现代人生活优越，饮食较好，身

升高血糖值的构造比降低血糖值的构造更严格

吃饭时

只有胰岛素降低血糖，其也有存储体脂肪的作用

饭后血糖值上升时，胰岛素起到降低血糖的作用，并把多余的葡萄糖存入肌肉及肝脏。仍有多余的营养成分时，胰岛素会把其转换为脂肪，作为体脂肪存储起来。

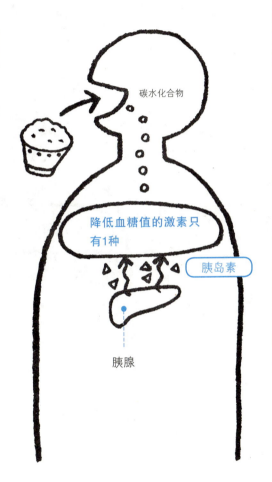

与调节有关的构造

5种激素提高血糖值

空腹时

提高血糖值的激素有5种，也能促进分解体脂肪

血糖值开始下降的话，胰高血糖素等5种激素开始工作，促进肝脏释放葡萄糖而提高血糖。同时，也促进体脂肪分解，这样以防止体内能量不足。

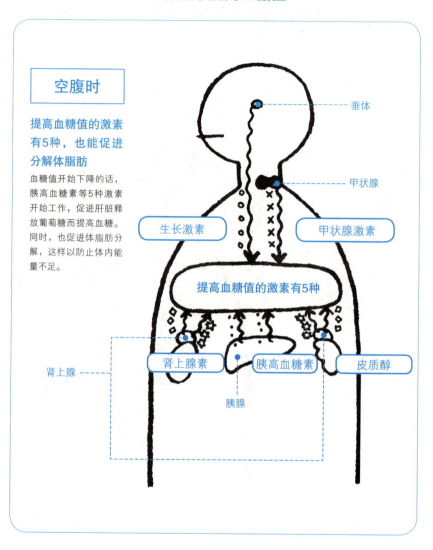

血糖值

体只能勉为其难地全力工作，结果造成胰腺分泌胰岛素的功能衰退并最终导致糖尿病的发生。

尤其需要注意急剧提高血糖值的清凉饮料等，即使是健康人，一次大量摄入含葡萄糖的饮料后也会出现糖尿病的典型现象——尿糖高。面对这种血糖值急剧升高的情况，胰岛素也无能为力。这样日积月累，身体就逐渐不好了。

血糖降低太多也是问题（低糖减肥）

原来如此，如果是这样的话，最近大家热议的"低糖减肥"不就能够降低胰岛素的分泌负担了吗？低糖减肥法通过限制糖分摄入而达到减肥的效果，最近比较火。在"甜食不要吃得过多"这个级别的话没什么问题，但是如果限制过严也有问题。一直食用基本不含糖分的食物，即使身体有5重保障也没有办法，过不了多久就会陷入低血糖状态。此时，叫做酮体的脂肪分解物会被脑当成食物使用，这是应对饥饿的最后手段。

三木教授说："这种状态不健康，无法保证身体安全。"也就是说，身体在努力控制着血糖维持在一定的范围内。血糖值不在此范围的话，无论是升高，还是降低，都很可能出现问题。还是维持平衡最重要，虽然平常，但这是正确的做法。

本期嘉宾

三木隆司

千叶大学医学院教授，主要研究方向为糖代谢的机理。"低糖食物确实有利于减肥，但最近经常听到比较极端的例子，过度不平衡的饮食也是问题哦！"

与调节有关的构造

免疫

为什么一旦感冒就会发烧？

一旦感冒就会出现发烧、嗓子痛、身体倦怠等症状，而这些都是我们的身体自己制作出来的，这就是"免疫"的作用。那我们就循着免疫的过程看看吧。

电视广告里经常出现"感冒了！发烧，还是嗓子痛？"感冒有着各种各样的症状。东京理科大学生命医学研究所所长安部良教授说："发烧这些感冒症状其实都是身体的免疫系统自己制作出来的，未被药物等抑制过度的话反而会很快恢复。从症状出现的过程来看，就会明白免疫系统到底在我们体内做着什么。"

刚感冒时，首先出现的像嗓子痛这类比较轻的症状，是病毒入侵的最初信号。

病毒是直径只有几纳米（一纳米为一毫米的百万分之一）的微粒子，不能以颗粒的形式像生物那样活动，感染细胞后才开始增殖，所

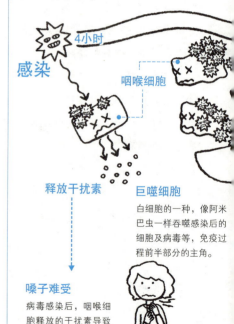

病毒
引起感冒的病原体有鼻病毒及腺病毒等多种，与人类细胞相比非常小，大小仅为人类细胞的千分之一到百分之一。

4小时
感染
咽喉细胞
释放干扰素
巨噬细胞
白细胞的一种，像阿米巴虫一样吞噬感染后的细胞及病毒等，免疫过程前半部分的主角。

嗓子难受
病毒感染后，咽喉细胞释放的干扰素导致咽喉难受。

免疫

随着免疫情况的变化，感冒的症状也随之变化

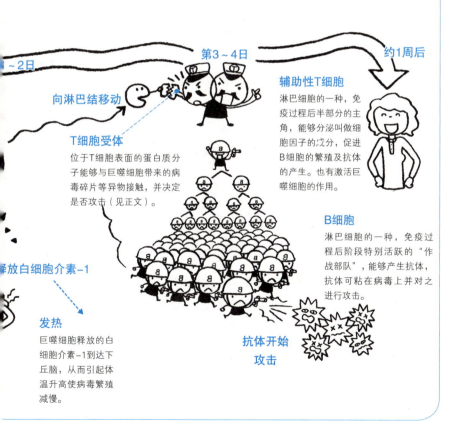

与调节有关的构造

免疫进程分为 2 个阶段

自然免疫
- 嗓子黏膜、纤毛
- 喷嚏、咳嗽
- 溶菌酶等杀菌成分
- 巨噬细胞、NK细胞

免疫初期起作用的反应称为"自然免疫",不区分免疫对象只启动原始抵抗力,主要分为黏膜、纤毛、喷嚏等物理抵抗,和溶菌酶、胃酸类杀菌成分,以及巨噬细胞类吞噬细胞等。

获得性免疫
- 辅助性T细胞发出指令
- B细胞制作抗体
- 细胞毒性T细胞工作

免疫反应后期根据辅助性T细胞的指令,有选择性地只攻击特定入侵异物,我们称之为"获得性免疫"。除B细胞制作抗体外,细胞毒性T细胞被激活,杀伤病毒感染细胞。被激活的B细胞可记住之前敌人的相关信息并快速驱除反复入侵的病毒。

以病毒是为了繁衍后代才入侵细胞。受到感染的咽喉细胞释放干扰素,这就是嗓子痛的原因。不久之后,该巨噬细胞出动了。巨噬细胞平时聚集在黏膜下方,一旦发现可疑物质就会像阿米巴虫一样吃掉入侵者。巨噬细胞把病毒感染的细胞整个吞掉,随后会释放白细胞介素–1,该物质随着血液到达脑后就会引起发烧。

"病毒不耐热,38℃左右的温度能使其增殖变慢。出现发烧的症状,就表明巨噬细胞开始工作了。"

从病毒的碎片开始做好攻击准备

并不是说只靠这样就可以使病毒彻底消失,其实巨噬细胞的最主要作用还在后面呢。吞噬了病毒后,巨噬细胞向附近的淋巴结移动。这里集结着白细胞及淋巴细胞等免疫细胞,巨噬细胞就在这里寻找辅助性T细胞。

辅助性T细胞是淋巴细胞的一种,也是此后发生的真正的免疫反应的主角,其细胞表面有能够接触病毒等异物的"手臂"(T细胞受体)。这些"手臂"的形状根据每个细胞的不同而相互间有一点微妙差异,它们只把与

免疫

自己"手臂"凹凸完全相符的异物识别并对之进行攻击。

也就是说，免疫系统能够攻击与全部种类"手臂"吻合的异物，一般认为至少有几十万种甚至更多。巨噬细胞就是要寻找带着与病毒碎片完全匹配的"手臂"的辅助性T细胞，但是据说这种细胞在全身也只有几个，所以要找到辅助性T细胞是件很辛苦的工作，可能需要3~4天。最后当巨噬细胞终于找到了辅助性T细胞时，就把病毒碎片放入其"手臂"里，于是辅助性T细胞便会识别到"啊！有敌人"，并揭开敌人的真面目。

使用抗体攻击被识别的病毒，并驱除

成功识别了"敌人"的辅助性T细胞释放出信号，随之发生各式各样的免疫反应，之后的攻击就只针对被识别的"敌人"，所以破坏力相当强。此时的代表细胞就是B细胞，它也是淋巴细胞的一种，接触异物并能制作出直接杀死异物的分子——抗体。抗体也是一样的，其表面的凹凸程度根据每个细胞的不同而有所差异。辅助性T细胞下令增加B细胞，于是，能够制作出与病毒完全匹配的抗体的B细胞骤增，并开始制作大量的抗体，最终迅速驱除病毒。到这一步，我们也会直观地感觉到："今天舒服多了！"

另外，B细胞能够记住之前被攻击过的敌人，以后如果相同病毒再次来犯，B细胞会比上一次数量增加得更快。就像病毒性的麻疹及水疱，一旦得过就很难再得了，就是这个缘故。厉害吧！免疫系统在为我们治好了疾病之后，还在保护我们的身体呢！

本期嘉宾

安部良

东京理科大学生命医学研究所所长，免疫生物学教授，主要研究方向为免疫相关信号传导机理等。"人类能在纷繁复杂的环境中生存，是拜能与各式各样外敌斗争的高性能免疫系统所赐。"

与调节有关的构造

体内生物钟

在体内记着时间的遗传基因们

在我们的体内,好像与生俱来就有24小时周期的"钟表",所以在没戴手表时也大致能明白"嗯,现在差不多下午2点多"等。那么,这到底是怎么回事呢?

说是"体内生物钟",却也不能明确知晓时间,一般生活中我们很难有实际体会。但是,如果在一点阳光都没有的密室里,在没有表的前提下生活好几天,就会清楚地感受到体内生物钟了。产业技术综合研究所生物钟研究专家大石胜隆教授说:"在上述实验条件下,多半人都会按24小时周期规律按时起床,按时睡觉。当没有外部影响时,体内的节奏就体现出来了。"

与时间相符,预先使身体待机准备

并不是只有人类才有这种自主节奏,狗、猫、老鼠肯定有,苍蝇、植物,甚至细菌等的体内也有着同样的生物钟。这是全部生物广泛具有的构造,非常基础。可到底是什么在记着时间呢?

体内生物钟的真面目是"生物钟遗传基因",这些基因每天工作一会儿,之后就休息,按照这样的节奏改变着体内活动水平。而且,这些基因之间还有联系,一个基因活动,会抑制其他基因的活动,或反而加速其他基因活动。于是,这些基因相互作用,从整体来看,基本上循环活动一圈为24小时。这就是体内生物钟的基本节奏。

基本节奏告诉我们到了早上时,控制升高体温及血压、睁开眼睛的开关就会开启。反之,当告诉我们到了夜晚时,控制降低体温、要睡觉的开关就会开启。也就是说,体内生物钟在一天之内会按时间事先开启或关闭必要的身体机能。

体内生物钟

体内生物钟设想的是"原始人"的生活状态

白天 为适应白天活动需要，心跳数提高，血液容易凝固

白天是原始人寻找食物的时间，心跳数升高有利于活动。白天被外敌攻击的风险比较高，为了防止受伤，体内血液容易凝固。

早晨 体温及血压上升，为白天的活动做准备

清晨，为了清醒过来，体温、血压及血糖值都会升高，交感神经也开始工作。这些都是为了能够在清醒过来后立刻进行活动。起来并活动身体后体温会进一步升高。

傍晚 消化及吸收吃下的食物，然后逐渐睡意蒙眬

结束了一天的活动，转向睡眠的时间段。为了消化及吸收吃下的食物，消化液分泌得较多，代谢反而活跃起来，但准备休息了，所以体温会逐渐下降。

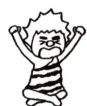
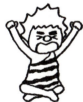

夜晚 睡觉时修复身体，血液不易凝固

为了修复白天受伤的身体，细胞分裂、蛋白质合成等活动比较旺盛。睡觉时身体不活动，所以血液流动比较顺畅，不易堵塞。

设想人类在野外生活，体内生物钟为了使身体更好地发挥作用，根据各时间段活动调节体温、血压、激素等。如果能够符合这些变化规律，我们的生活也能过得很舒适。

与调节有关的构造

控制全身时刻的"综合中心",根据光来调节时间

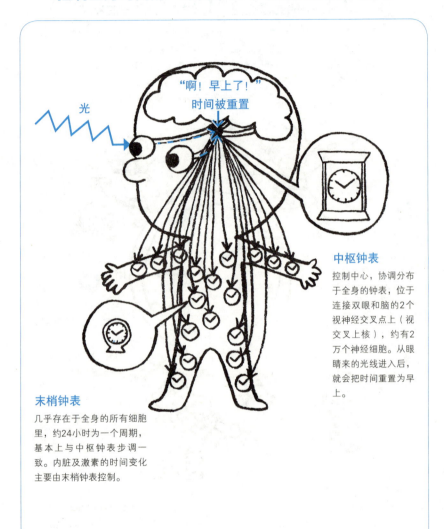

体内生物钟

光和饮食修正时间的偏差

现代人不必完全处于密室里也能实际体验到生物钟，那就是倒时差犯困的时候。去海外旅行时，体内生物钟与当地时间不吻合而产生了这种现象。这是由于中枢钟表能够迅速更新为当地时间，但末梢钟表则迟迟无法应对。这又是怎么回事呢？

根据最近的研究，体内几乎所有细胞都有钟表遗传基因在工作。但是，并不是所有的钟表都一致，需要有一个能使全身步调一致的控制中心，这就是中枢钟表。

起着中枢钟表作用的细胞位于双眼和脑神经的交叉处（视交叉上核），用动物实验把此处破坏的话，全身的时间节律就无法同步而非常分散。那么，为什么中枢钟表要在这个位置呢？那是因为这里是视觉信号的通路，比较有利于矫正视觉信号的偏差。更准确来说，生物钟遗传基因制作的基本节奏是24.5小时，比实际的一天稍微长一些。如果一直放任不管的话，就会一点点延迟，所以要时刻谨记"调节时间"。因此中枢钟表要利用光，当光线进入眼睛时，"啊！早上了！"就这样把时间重置了。

末梢钟表则不用光，而是用饮食来修正时间的。稍微长时间禁食后，再次开始饮食时，末梢钟表就认为是"早上了"。但是，与中枢钟表相比，重置需要费些时间，就是这个时间差容易导致犯困。到了异地后，中枢钟表根据光立刻进行重置，但末梢钟表还在用着出发地的时刻。

去海外时，充分考虑飞机内餐食的时间，与当地时间一致进食的话，末梢钟表也能被立刻重置，就不容易出现因时差导致的犯困。大家要记住哦！

> **本期嘉宾**
>
> ### 大石胜隆
>
> 产业技术综合研究所生物医学研究部门生物钟研究组，主要研究方向为体内生物钟的生理作用及其机理。"虽然被破坏了中枢钟表的实验动物没有立刻死亡，但放生后该动物也无法长期存活，对环境的适应力会变弱。"

Part 3
与循环有关的构造

健康的基本前提就是循环顺畅，把氧气和营养送到身体各处，并回收老旧废物。循环系统正是支持生命活动的管线。为了使营养能够到达全身各处，身体有着各式各样的构造，努力工作的不只是心脏。

与循环有关的构造

血液的流动

血液从两个路线返回心脏

人体的百分之六十是水分,循环顺畅才是健康的基本前提。发冷、水肿等都是由于循环不畅。话又说回来,"循环"到底是什么呢?它是怎么发生的呢?又是怎么工作的呢?

把全身的血管网做成一条的话,有10万千米,可以绕地球2周半。被心脏送出的血液就流淌在这个具有"天文学规模"的巨型网络里。当听到这种解释时,多数人的第一反应是:"哇!心脏这么厉害啊!"毫无疑问心脏很厉害。可是,就算心脏努力工作,也只能支持这个庞大网络的一半而已。广田内科医院院长广田彰男说:"心脏的主要功能是把血液推向动脉,而从静脉返回的血液需要全身肌肉的推动。"

静脉血液靠肌肉的泵出作用流动

随着向末梢的推进,从心脏出发的动脉血管逐渐分支变细,不久就变

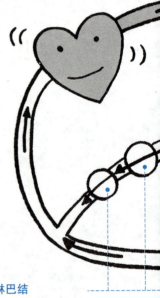

心脏
向动脉输送血液的泵,约为拳头大小,人的一生中约跳动20亿次。

淋巴结
附属于淋巴管的免疫器官,里面常有能与病原体等进行战斗的免疫细胞,可以净化通过淋巴管的水分等。

血液的流动

水分如果无法返回静脉，由淋巴管回收

动脉
从心脏流出的血液流经的血管，由于压力比较高，动脉结实而柔软。

毛细血管
遍布身体各处的细小血管，从动脉流出来的血液从此流出，向细胞提供氧气和营养。

淋巴管
回收流到组织中的体液，使之流回静脉，有免疫及清洁组织等多种作用。

体内细胞
从毛细血管流出的体液里吸收营养和氧气等。

流出

回收不能彻底返回的水分

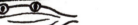
重吸收

静脉
从末梢向心脏回送血液的通道，其血管壁比动脉血管壁薄一些，能像橡胶一样伸缩。而且，为了防止血液倒流，血管壁上有静脉瓣。

肌肉
肌肉伸缩可以挤压静脉和淋巴管，促进血液循环。特别是，小腿部的肌肉是下半身循环的关键。

从心脏到末梢的循环路径只有动脉系统，但是回收路径却有两个：静脉系统和淋巴系统。淋巴系统还有清洁血管外组织的作用。

成直径只有10微米（1微米=1毫米的千分之一）的毛细血管。之后，毛细血管再次汇合并连接到静脉血管上，但是由于毛细血管非常细且阻力比较大，从心脏来的压力不足以到达静脉，所以静脉血需要借助心脏以外的力量才能返回到心脏。

特别需要注意的就是脚，因为把到脚的血液送回心脏需要推升1米多的高度。此时起到积极作用的就是肌肉，站立及走路时肌肉收缩，并像泵一样压迫静脉血管，促进静脉血液流动。因此，小腿肌肉经常被称为"第二心脏"。静脉像橡胶一样，膨胀就可以储存血液，如果肌肉不运动的话，静脉里就会积存大量的血液，于是循环全身的血液量就会变少。

血液的作用是把氧气及营养等运送到全身细胞，而细胞又位于血管外部，血液就会暂时渗出到血管外侧，这个渗出的地方就是毛细血管。把营养等送给细胞后，血液再返回毛细血管。但是，有时候不那么顺利。由于运动不足导致血液滞留，渗出的水分无法返回到静脉血管，便滞留在血管外侧形成水肿。

人类的脚水肿是因为双脚站立

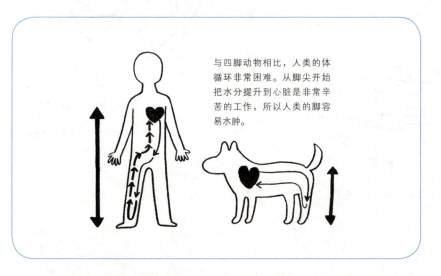

血液的流动

淋巴管回收渗出到血管外侧的水分

如果血液停留在静脉血管内,肌肉一运动就可以使之流动起来。但是,血液停留在血管外侧并开始水肿的话就比较麻烦。为了应对这种情况,我们的身体预备了另外一个回收水分的途径,这就是淋巴管。组织一旦开始水肿,附近的淋巴管末端就会开口,并开始吸收水分。被吸收的水分经过淋巴结净化后再返回到静脉内,然后继续参与全身循环。

从毛细血管渗出的水分量大概为每日20升左右,其中90%返回到静脉血管,10%进入淋巴管。从量上来讲,返回静脉的水分非常多,但淋巴管起着静脉血管所不具备的作用。与水分一起停留在细胞外侧的脂肪、蛋白质、感染的细菌等也都需要回收,也就是说在消除水肿的同时,还进行了血管外侧的清扫,这些都是淋巴管的作用。太妙了!令人惊叹的循环体系啊!

但是,如此精妙的系统也有弱点,就是毛细血管和淋巴管都受自主神经控制,因此一有压力就无法正常工作。也就是说,要保持循环顺畅的健康身体,心情放松非常关键。

看,使身体健康的方法非常简单吧!

本期嘉宾

广田彰男

广田内科医院院长,1972年生,北海道大学医学部毕业,之后在东邦大学工作,1991年任东京专卖医院健康管理部长兼循环科部长,从2002年起出任现在的职位。专业为淋巴系统循环。

与循环有关的构造

心脏①

心脏的血流控制非常简单

只要活着,心脏就夜以继日地工作着。如果有内脏的人气排行榜的话,心脏肯定能排第一名:工作内容被人理解,爱心的外形也很亲切。可是,心脏的真实情况是什么?

我们的心脏夜以继日、无眠无休地工作着,把手放到心窝处就会摸到心脏在怦怦跳动。据说人的一生里心脏要跳动20亿次。正是由于心脏工作,才能使血液循环起来,脑及内脏等也才能够工作。心脏是任何人都承认的身体内最重要的脏器。说起来,公司等组织团体里,最重要的部门也会被称为"核心"。大家是不是都觉得心脏肯定有非常精巧的构造,但筑波大学照井直人教授说:"其实不是这样的,心脏非常简单。"

强力牵拉的话,心脏肌肉就会充满能量

心脏只有握起来的拳头那么大,重量也只有200～300克,实际上就是心肌这种特殊肌肉的肉块。心肌有个非常有意思的特点:一旦被强力牵拉,释放的力量也会变强。心肌被牵拉时就是大量血液流入心脏而膨大时,血液大量进入的话,心脏释放的力量也自动变强,就这样心脏能把进来的血液全部送出。有意思的是,这种调节不是从脑发来的指令,而是心脏自己发出的,心肌本身有调节力量的能力。

心脏又是如何调节全身血流的呢?让我们用"跑步"的例子来看看吧。

我们跑步时,脚的肌肉有规律地伸缩从而压迫静脉血管,由于肌肉"泵"的作用,流入心脏的血液开始增加。于是,心肌就会自动充满力量,强力把血液送出,这就是刚才说到的心肌的自主调节。

另一方面,跑步时脚部肌肉里会产生二氧化碳,而动脉血管一旦接触

心脏①

被牵拉的心肌自动充满力量

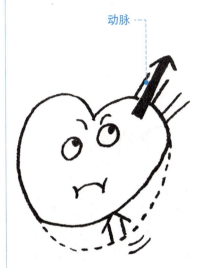

伸张的心肌充满力量，把血液全部送出

心肌越是被牵拉，所产生的收缩力就越强；流入的血液越多，收缩强度就越大。所以，心脏能够把流入的血液全部都送出去。

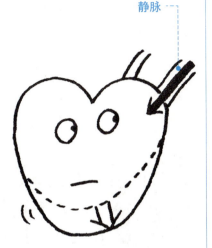

很多血液流入时心肌被牵拉

心脏是由心肌这种肌肉组成的肉袋子，被分为四部分。当有很多血液流入时，就会膨胀从而引起心肌被牵拉。

到二氧化碳就会变粗。因此，跑步使动脉血管扩张，并使得流入的血液量增多。从整体而言，心脏把更多的血液运送到需要氧气的地方（此时指的是脚部肌肉）。

与循环有关的构造

通常,血液会跑到激烈运动的肌肉那里

运动的肌肉释放出二氧化碳,受其影响动脉开始扩张

运动的肌肉可以产生二氧化碳及乳酸,这些物质可以松弛动脉而使之变粗。结果,血液就会更多流向运动的肌肉周围的动脉。

心脏旁的血压传感器保持血压在一定范围内

刚从心脏出来的动脉上有一个血压传感器叫做动脉压受体,能够与中枢神经系统(延髓)联动。当血压降低时加速心跳动,当血压升高时发出减慢心跳动的指令,从而维持血压在一定范围内。

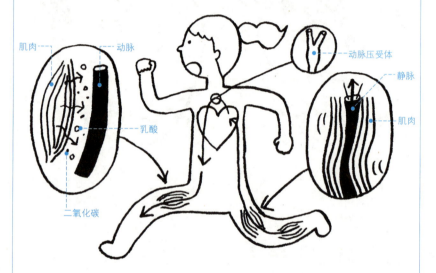

由于肌肉伸缩的"泵"的作用,静脉血能够返回心脏

脚部的静脉是容易堆积血液的场所,可是如果周围肌肉经常活动的话,肌肉"泵"能够使堆积的血液迅速返回心脏。

心脏①

为了防止站立性眩晕，站立前先踏步

那么大家就会问，如此说来脑什么也没有做喽？

其实也不是，脑自然有脑的工作，比如延髓确认血压，使之尽量维持在一定范围内，并调节心跳数。由于血压保持在一定范围内，血管粗大处的血流就会增加。到目前为止，心脏的工作过程都很简单。把这些非常简单的流程组合在一起，就能完成使血液循环全身这一最重要的事情。"核心"这个词容易被理解为掌握及管理全部，但其实与心脏的实际工作情况稍有不同。

另外一个问题，如果血压不维持在一定范围内，血液就不循环了吗？

"是这样的，特别是给脑的供血不足是个非常严重的问题，相应的症状就是站立性眩晕，是返回心脏的血液量无法维持血压在一定范围内的征兆。"如果猛地一下子站立起来，停留在脚部静脉血管里的血液来不及返回，虽然我们体内都有感知血压降低并使血压升高的构造，但本来就低血压的人群很难有足够的时间应对突然的站立活动。

照井教授说："站立之前先踏步，或者活动下脚腕，使脚部静脉血液返回到心脏，对于防止站立性眩晕有一定的效果。"原来如此，构造简单，所以对策也很简单。对此有困扰的人都可以尝试一下。

本期嘉宾

照井直人

筑波大学人类综合科学基础医学教授，理学博士，主要研究方向为血液循环及血压调节的生理学。"站立性眩晕的风险是跌倒，眩晕时蹲下是最安全的做法。"

与循环有关的构造

心脏②

心音听着是从左胸发出来的理由

当大家被问及"心脏在哪里",估计都会说是在左胸吧。把手放到胸前,能感受到跳动的就是左侧嘛。可是,心脏的实际位置几乎是在胸的正中间。那为什么左胸会怦怦跳呢?要寻找这个理由,得追溯到胎儿的时候了。

顺天堂大学解剖学教授坂井建雄说:"实际解剖一下的话,心脏基本位于胸腔的正中间。"欸?解剖学教授说的应该是不会有问题的,但为什么感觉到怦怦跳的不是胸腔正中间,而是左侧呢?其实,人类心脏跳动听起来像是在左侧发出的是在出生之后,胎儿时的心脏跳动并没有左右之分。

心脏左侧肌肉的力量比较强

什么?胎儿的心音听起来是从正中间发出的?那么,以出生为分界点,心脏又发生了什么变化呢?请看83页的成人血液循环模式图。心脏被分为四个小腔室,分别是右心房和右心室、左心房和左心室。从外面来的血液分别流入左右心房,经过心室后再排出心脏。这样,左侧的路径与右侧的路径完全分开,血液之间不相互交叉。

从右心室发出的路径是把血液送往肺部,所以被称为肺循环。从左心室发出的路径是把血液送往全身,被称为体循环。根据困难程度进行比较的话,体循环比较难,特别是经过肾脏。因为肾脏在构造上比较复杂,通过其中的血液必须通过毛细血管二次。第一次是为了过滤尿液,第二次是为了回收被过度过滤的尿液。要二次通过细长的管道,需要相当高的压力,所以人类体循环的血压在120~140mmHg,而肺循环的血压只有25~30mmHg,相差4~5倍。正是由于需要较高的压力,用于体循环的左心室的肌肉比用于肺循环的右心室厚,所以心脏左侧的跳动也比较强。

心脏②

胎儿和成人的血液循环路径完全不同

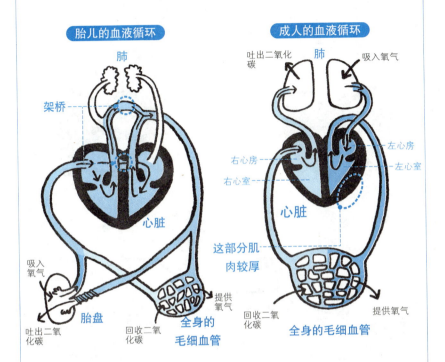

出生前有架桥连接左右的循环路径

胎盘是胎儿体内提供氧气的装置,肺循环几乎没有血液流动,从身体返回到右心房的血液通过2处连接着的架桥直接流入体循环不经过肺,血压没有差异。

心脏左侧的肌肉比较厚,所以心脏的鼓动也感觉是从左侧而来的

成人的心脏内部左右完全分开,右侧负责肺循环,左侧负责体循环。由于需要保持体循环的较高血压,所以左心室的肌肉较厚,左胸的鼓动也就更响一些。

与循环有关的构造

左右分开的心脏才能好好工作

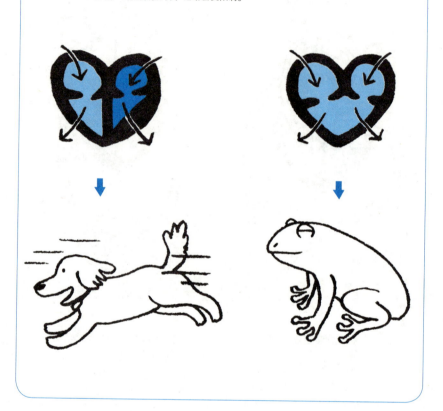

随着历史进化,哺乳类动物的心脏左右完全分开了。体循环的血压比较高,就能把血液送到全身各处,使身体能够进行各种活动。心脏没有分开,活动会受限制。

哦,那么胎儿又是怎样的呢?胎儿的体循环与成人完全不同,这两个循环路径在两个地点是相通的,所以这两个循环间没有压力差。心室肌肉的厚度也是左右之间没有差异。详细情况请见83页图示,可以看到心脏里有贯通左右的路径。啊,胎儿在腹中时的血液循环系统与成人之间还有这样的不同呢!婴儿刚出生时大声哭泣,吸入的空气使肺扩张,正是由于这个刺激使两

心脏②

个架桥封闭起来,开始形成与成人一样的循环系统。体循环的血压也变高,于是,左心室的肌肉逐渐得到了锻炼,力量变得更加强大。左胸的怦怦跳动其实就是心肌锻炼造成的,是在出生后才形成的。

正是因为心脏分左右,运动能力才比较好

在出生的瞬间,婴儿体内居然发生了这样的变化。出生真是很困难的事情啊!坂井教授说:"心脏完全分左右的动物只有哺乳类和鸟类。"正是由于心脏分左右,才使得体循环的血压比较高,氧气及营养等的循环也更顺畅,运动能力也更好。青蛙不能像狗和猫那样转圈跑就是因为心脏不能完全左右分开。

除了人类以外,牛和马等大型哺乳动物的心音听起来也来自于左侧,左胸怦怦跳动正是高性能心脏在工作的证据。

*内脏位置完全左右颠倒的"完全性内脏逆位"的人在2000至10000人里有1人左右,这类人就是右胸怦怦跳动。但,健康上并没有什么问题。正在读此页的人里肯定也有这样的人。

本期嘉宾

坂井建雄

顺天堂大学医学部第一解剖室教授,主要研究方向为肾脏及循环器官的细微结构。"刚出生的婴儿切换为成人的循环系统至多需要几十秒而已,一下子就完事了。"

与循环有关的构造

肾脏

肾脏制作尿液的深层次含义

肾脏是制作尿液的脏器,这么一说大家会以为肾脏的工作很简单。其实,正是肾脏制作尿液,才维持了人体活动的最根本、最重要的机能,即维持体液的稳定性。感到惊讶的人一定要读下面的文章。

这次的主角是肾脏,就是制作尿液的脏器。实话实说,与华丽的脑和心脏相比,肾脏比较朴素。但是,顺天堂大学坂井建雄教授认为,肾脏在维护着体内的"最重要的规则"。这个规则指的是什么呢?"生物都是由细胞组成的,虽然细胞的种类繁多,但为了生存,每种细胞都有一个共同点,那就是周围体液盐分浓度在0.9%。"细胞既不能在没有盐分的纯水里生存,也不能在盐分太高的水里生存。因此,体液的盐分浓度基本维持在0.9%。我们也把这种现象称为稳态(Homeostasis),是维持人体的最重要的规则。

大量且迅速调节体内水量

体内的水量由进入的水和流出的水之间的平衡来决定,理想的水分进出平衡如下页图所示。汗水及呼气损失的水量随着气温变化而变动很大,摄入水分量也因为天气不同而不同,包括其他途径的水分进出变化在内,维持0.9%的浓度就是肾脏的工作。比如喝酒时,由于大量饮酒使得体内水量骤然增加,如此继续下去的话盐分浓度就会降低很多,于是肾脏便会迅速增加尿液的量,所以用不了30分钟就得去卫生间。

肾脏担负着大幅及迅速调节体内水量的作用。如此一说,这个脏器竟然如此重要!那么,肾脏是怎样工作的呢?

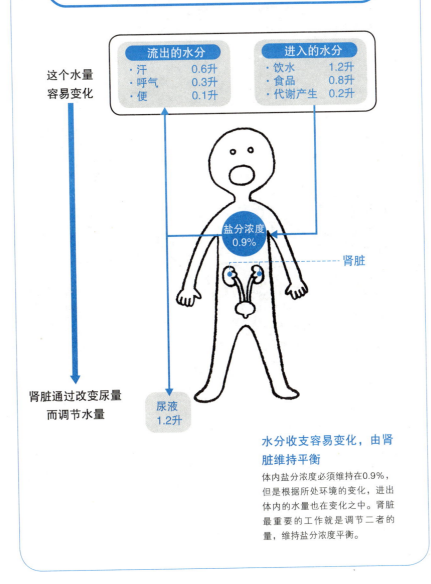

与循环有关的构造

肾脏调节体内的水量

肾小球一天过滤200升水，但留下蛋白质

肾小球的毛细血管就像网眼比较粗的滤网，上面有无数的小孔，一天能够过滤200升的血液，但是血细胞和血浆蛋白（白蛋白）等却无法通过。

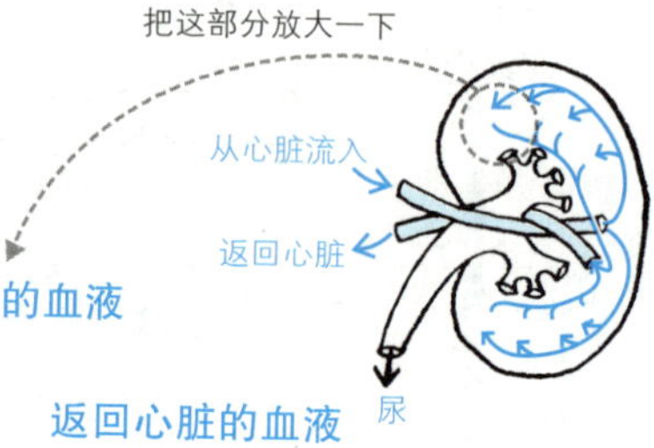

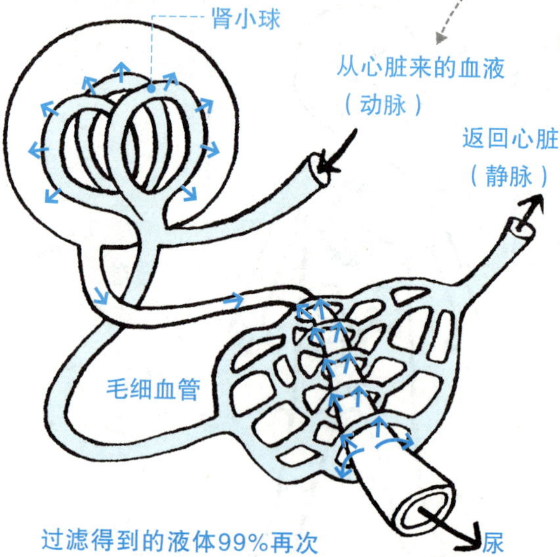

把这部分放大一下

肾小球

从心脏来的血液（动脉）

从心脏流入

返回心脏

返回心脏的血液（静脉）

毛细血管

尿

从心脏流出的血液23%流入肾脏

一个肾脏约150克重，大小也就是握紧的拳头那么大。但是，从心脏流出的血液23%会流入肾脏，即体内循环的血液的四分之一首先会流向肾脏。

过滤得到的液体99%再次被毛细血管回收

从肾小球过滤出来的液体（原尿）99%又被回收到血液里，1%变为尿。根据此回收率调整，维持体内盐分浓度在一定范围内。血液里的废弃代谢物也在这个过程里被浓缩，与尿一起被排出。

尿

肾脏

过滤后的液体99%再次被回收的意义是什么?

被称为肾小球的毛细血管通道非常重要,流入肾脏的血液首先进入肾小球,其毛细血管壁上有很多小孔,水分基本都被漏掉了,就像个网眼比较粗的滤网。肾小球每日的过滤液体量可达200升。200升!要是有这么多尿的话,身体早就干透了吧。"哈哈,没关系的,因为之后的毛细血管能再次回收其中的99%,只有1~1.5升最终成为尿液。"哦,原来如此。但是问题又出现了,为什么必须如此呢?不是很"浪费"吗?

正是由于可浪费量很多,肾脏才能大幅及迅速调节水量。由于肾脏可回收200升的99%,所以要使尿量翻倍时,只需把回收率调整为98%就可以了。试想如果滤过量只有1~2升,喝了几杯酒是不是就无法再调节了呢?这是肾脏非常重要的功能,要预留足够的液体量。

控制着回收率的是从脑垂体释放出来的抗利尿激素,该激素作用于肾脏的话,尿液就会被浓缩,排泄的水量就会减少。

坂井教授说:"用尿液来控制体液的盐分浓度是哺乳类动物特有的机理。也因为如此,哺乳类动物的心脏会向肾小球施加较高的血压。"据说肾小球的血压能够达到37.5mmHg,约为普通毛细血管的3~5倍。所以,肾小球容易损坏,由于糖尿病等导致毛细血管受损的话,很容易发展为肾功能不全。

原来如此,代谢综合征类人群的身体会增加肾小球的负担,大家都要注意哦!

本期嘉宾

坂井建雄

顺天堂大学医学部第一解剖室教授,主要研究方向为解剖学,特别是肾小球的结构和机能。"肾脏把维持体液盐分浓度这个重大任务放在自己身上,真是个责任心很强的脏器。"

与循环有关的构造

脾脏

保持红细胞年轻的过滤器

谁都希望能永葆年轻,可是有人考虑过血液的年轻程度吗?为了血液能够到达身体的各个角落,必须使血液中的细胞保持年轻的活力。承担着这个重要任务的就是位于左腹的脾脏,它的知名度不太高,却是非常重要的脏器。

血液在体内循环,能够到达身体的各个角落,一下一下地怦怦跳动就是身体充满年轻活力的象征。血液的最重要作用就是运输氧气,我们体内有60兆个细胞,但任何一个细胞都需要有氧气才能生存。为了能够运输足够的氧气,血管也蔓延到我们体内的各个角落。实际上运输氧气的是血液里的红细胞,红细胞直径为7~8微米,圆盘状。全身总共有20兆个红细胞,也就是说全身细胞的三分之一都是红细胞。红细胞里面满是一种叫做血红蛋白的蛋白质,该蛋白质的作用就是运输氧气。

我们体内最细的血管直径有5微米左右,年轻的红细胞可以像阿米巴虫那样变形,钻过比自己身体还细小的血管。但是,这种柔软性随着红细胞年龄的增长而变弱。就像坐卧久了,站起来伸伸懒腰、稍微活动一下,才会发现自己的身体很僵硬。随着年龄的增长,红细胞会变得僵硬起来,此时的红细胞就无法通过狭小的血管了。我们体内有能够去除老旧红细胞的装置,那就是脾脏。

红细胞寿命为120天,老化了就被破坏掉

脾脏的大小也只有握起来的拳头那么大,重量约为100克,位于左腹内侧,胃和肾脏之间。帝京大学名誉教授、消化外科专家冲永功太说:"简而言之,脾脏就是去除血液中异物的过滤器。"脾脏的构造请见92页的插图,

脾脏

过滤分开血液里的异物，有用成分被重复利用

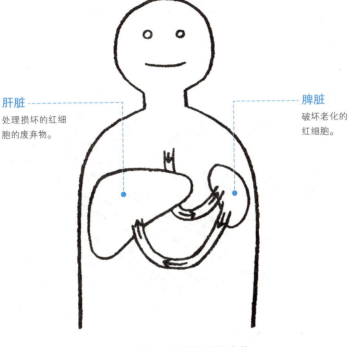

肝脏
处理损坏的红细胞的废弃物。

脾脏
破坏老化的红细胞。

脾脏破坏红细胞，肝脏处理废弃物
每分钟约有300毫升血液流入脾脏，脾脏过滤分开其中的老化红细胞等。从脾脏里流出的血液会流向肝脏，由肝脏来最终处理红细胞里的废弃物（胆红素等）。

与循环有关的构造

在免疫系统内，脾脏担负着重要的作用

免疫细胞捕捉入侵的微生物等

脾脏中有很多免疫细胞待命，一旦血液里混入了细菌等微生物，免疫细胞就会立刻处理。与肠道一样，脾脏也是体内免疫系统的核心脏器。

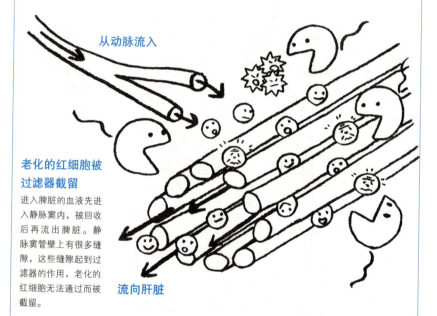

从动脉流入

老化的红细胞被过滤器截留

进入脾脏的血液先进入静脉窦内，被回收后再流出脾脏。静脉窦管壁上有很多缝隙，这些缝隙起到过滤器的作用，老化的红细胞无法通过而被截留。

流向肝脏

巨噬细胞吃掉被捕捉到的老化红细胞

被过滤器截留的老化红细胞会被巨噬细胞吃掉，在此过程中铁成分会被回收，作为制作新红细胞的材料提供给脊髓（制作红细胞的地点）。

脾脏

从动脉流入脾脏的血液首先会进入被称为"静脉窦"的洞中，静脉窦里有很多的缝隙，年轻的红细胞可以顺利通过，有点老化的红细胞则不会通过而被截留。

脾脏里有很多巨噬细胞等免疫细胞待命，被脾脏截留的红细胞会被巨噬细胞识别为异物而被吃掉。红细胞一般的寿命为120天左右，每天有约2000亿个老化红细胞被破坏掉，又有相同数量的红细胞被制作出来。这样反复循环来保持红细胞的年轻活力，从而能把氧气运输到全身各处。可是，在被破坏的红细胞里还有弃之可惜的成分，那就是铁。红细胞内的血红蛋白含有的铁成分可用于制作新红细胞，因此铁被回收循环利用。另一方面，去掉铁的血红蛋白碎片没有用处，被运往肝脏变为胆红素代谢掉，并最终成为大便及尿被排出体外。大便及尿呈黄色就是因为胆红素代谢物的作用。

原来是这样啊！大便的颜色也能说明体内运输过氧气啊。

处理入侵微生物的免疫功能机关所在

有时会有从外界入侵而来的异物进入血液，特别是病原性微生物容易引起问题。为了防止这种非常事态的发生，脾脏在努力工作着。其实，脾脏集结着全身四分之一的淋巴细胞，就是靠这些淋巴细胞才能迅速地处理掉入侵的微生物等异物，可以说是全身免疫功能的机关所在。冲永教授是外科医生，经常做因胃癌等导致的脾切除手术。他说："原来我们认为即使摘除了脾脏也没什么大问题，但是近年来发现一旦摘除脾脏的话，并发感染的风险就会升高。因此，最近都不怎么摘除脾脏了。"看似很平常的脾脏，维持着血液的年轻活力，并保护着我们的身体安全。

本期嘉宾

冲永功太

帝京大学名誉教授，主要研究方向为消化外科。"手术时切除脾脏的人需要注意术后并发感染，即使只是稍微发热类的感染也可能发展成为关乎生命的严重病症。"

与循环有关的构造

眼睛

看远方能解除眼睛的疲劳吗?

当我们眺望蔚蓝的天空,身体会觉得特别的舒服吧。此时,不只是心情放松了,实际上眼睛的紧张也得到缓解。

最近感觉到累吗?被这样一问,估计没有人会说:"一点都不累!"相互道句珍重吧,大家都辛苦了。

那么,感觉到累的人首先会想到哪里累呢?估计很多人都会说是眼睛。眼睛是看东西的器官,外界进入的光在视网膜上成像,开始"看"的过程。福与眼科医院院长福与贵秀说:"为此,光需要透明的通道。"一般而言,体内运输营养的是血液,可是血液不透明,所以眼睛用房水来充当透明的组织液。

眼球里也有"心脏"

房水在眼睛前部循环,此处有相当于相机镜头的晶状体,还密集分布着相当于相机调节光量作用的精细部件虹膜。房水为这些部件提供营养,并回收老旧废物。这个循环停滞的话,晶状体等就会混浊。福与院长说:"眼球有自己独立的循环系统,可以说是全身的缩影。"咦!身体循环的迷你版吗?那么,"心脏"在哪里呢?福与院长继续说:"我认为睫状体起着心脏的作用。"睫状体是连接晶状体和眼睛外廓的部位,含有一种肌肉叫做睫状肌,这是使眼睛对焦的肌肉。看近处时收缩使晶状体变厚,看远处时放松使晶状体变薄,每天伸缩几百次。特别忙碌的肌肉吧?哈哈。

另一方面,睫状体还有一个非常重要的作用,就是提供房水。原来眼睛内的循环液是从睫状体里出来的啊。福与院长说:"我们经常说小腿是人体的第二心脏,小腿肌肉行走时的伸缩运动对血液循环起到'泵'的作用。

眼睛

> **在精细的眼球内，房水循环提供营养**

虹膜
晶状体前面的薄膜，正中间的孔为瞳孔，虹膜伸缩可控制瞳孔的大小，从而调节进入眼睛的光量。

睫状体
包裹晶状体，睫状体内含有睫状肌，该肌肉的伸缩可以改变晶状体的厚度。

晶状体
使进入眼睛的光弯折从而聚焦的"镜头"，比较柔软，可自由地改变厚度，但上了年纪后会逐渐变硬。

房水
给血液无法到达的眼睛组织提供营养的组织液，在睫状体内制作而成，按箭头方向循环。

视神经
连接眼睛和脑的神经束，能把视网膜感知到的光信号传达给脑。

巩膜静脉窦
位于虹膜根部的细管。从睫状体产生的房水通过瞳孔向前流动，从这个细管流出眼球外部，也可以说是房水的"下水道"。

视网膜
眼球背面的一片薄膜，密布着感知光线的视觉细胞，从瞳孔进入的光经过晶状体的折射后在该膜上成像。

与循环有关的构造

与眼睛的频率一致，眼内的肌肉一起伸缩

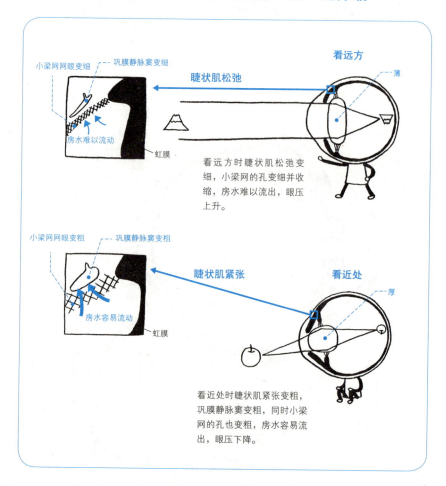

同理，眼睛内的睫状肌能使眼睛对焦，而且也起着'泵'的作用。"原来如此，肌肉运动可以用于多个方面，效率还是蛮高的嘛。

福与院长说："认为睫状体等同于'泵'的说法还是个假说，但是有间接证据。"这个证据就是巩膜静脉窦，这个管道能够根据睫状肌的伸缩而改变粗细，于是就可以改变房水的流出量，也可以改变眼内的水压（眼压）。与心脏的跳动很相似的现象，在眼睛里也确实发生着。

眼睛

眼疲劳是眼部肌肉僵硬造成的，改变焦点距离就可缓解

现代人眼疲劳的原因说起来有很多，但主要还是看电脑、手机造成的。一直盯着屏幕看，眼睛与屏幕的距离很固定，所以睫状肌就僵硬了，眼睛也就僵硬了。那么，松弛一下睫状肌就能使眼睛放松吗？"当然，眼睛本来的姿势就是远近都看的，一直看近处就会僵硬。"福与院长推荐每隔一秒交换看眼前的手和远方的景色。尝试着做做看，是不是很舒服？也许眼内的循环也变好了。

这个方法真正的目的是为了预防眼睛老化。上了年纪，晶状体就会变硬，睫状肌就不容易活动，这就是老花眼。结果眼内循环停滞，就会引发白内障等眼部疾病。那么，远近都看就可以预防老花眼了吗？福与院长说："能使发病时间延迟哦！我每天也都在做。"福与院长56岁了，还能够裸眼看报纸。

本期嘉宾

福与贵秀

福与眼科医院院长，医学博士，著作有《开始预防眼睛衰老吧！眼部行走》等。"检查了才发现我的晶状体的柔软性还相于40岁的呢，能够维持多久，我自己也很期待。"

唾液

唾液减少的话，口臭就会严重

唾液有很多叫法，唾液、唾沫、哈喇子等，但都是一个东西，都是嘴里分泌出来的液体。说起唾液，容易使人觉得肮脏，但实际上唾液有着抑制口腔异味的作用。充分咀嚼就能够分泌出很多唾液，也是为了保持口腔卫生。

人体分泌的液体有尿、眼泪、汗水等，但其中最令人讨厌的估计就是唾液了，比如话语里就有"唾弃"（像吐痰一样抛弃）等。当然，换个说法，如果是"垂涎"（对事物非常想要）的话，是不是就不那么令人讨厌了。好了，文学上的事情就先说到这里吧，到底唾液都干了什么呢？我们来听听东京齿科大学教授角田正健的意见吧。

充分咀嚼可以抑制产生口臭的细菌

角田教授问："大家知道每天产生多少唾液吗？"答案竟然是1.5升，相当于3个500毫升塑料瓶的量。这个量与每天产生的尿量基本相同。其实，相对于被排出体外的尿液，唾液大部分经吞咽而被回收，所以唾液的水分流失很少。

制作唾液的是口腔周围的3个唾液腺，吃东西时、说话时都可以产生唾液，从哪里产生的唾液都是一样的。每天产生1.5升的量只是个平均值，其实每个人可制作的唾液量还是有着相当大的个体差异的。一般而言，年轻人产生的比较多，年长者产生的量比较少，也会因为压力及糖尿病等疾病影响而分泌量减少。

日常生活中，对唾液分泌量有很大影响的因素就是饮食，再准确点说就是充分咀嚼。充分咀嚼食物是分泌唾液的必要因素。不好好吃饭、不充分咀嚼就咽下去，唾液的分泌量就会减少。

唾液

在口腔周围，分泌唾液的唾液腺有 3 个

唾液的3大功能

❶ 促进牙齿再钙化

唾液里的钙及磷酸可附着在牙齿表面的珐琅质上并修复细小的伤痕或蛀牙。

❷ 用消化酶来消化食物

淀粉酶可以把淀粉分解为糖，充分咀嚼食物时逐渐变甜就是因为这个作用。

❸ 用抗菌作用来抑制细菌的繁殖

溶菌酶、乳铁蛋白等成分有杀死细菌及病毒的作用，咀嚼可以抑制厌氧菌生长。

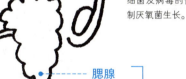

- 腮腺
- 舌下腺
- 下颌下腺

唾液腺

预防口臭的基本原则就是咀嚼,唾液分泌就可以减少异味

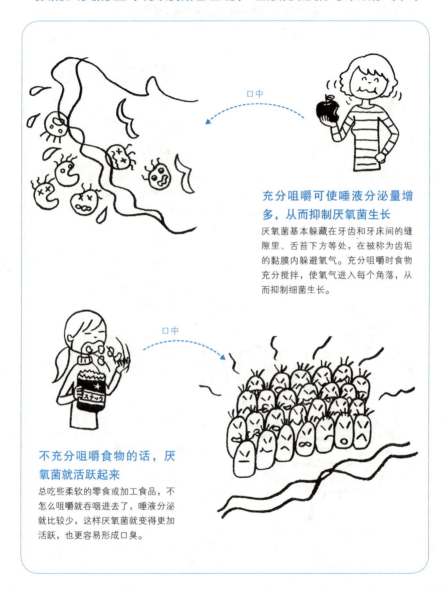

充分咀嚼可使唾液分泌量增多,从而抑制厌氧菌生长

厌氧菌基本躲藏在牙齿和牙床间的缝隙里、舌苔下方等处,在被称为齿垢的黏膜内躲避氧气。充分咀嚼时食物充分搅拌,使氧气进入每个角落,从而抑制细菌生长。

不充分咀嚼食物的话,厌氧菌就活跃起来

总吃些柔软的零食或加工食品,不怎么咀嚼就吞咽进去了,唾液分泌就比较少,这样厌氧菌就变得更加活跃,也更容易形成口臭。

唾液

实际上,唾液有三大作用:①促进牙齿再钙化,②用消化酶来消化食物,③用抗菌作用来抑制细菌的繁殖。唾液分泌量减少的话,这些作用也就削弱了。这其中,容易察觉到的就是最后一个作用,角田教授说:"口内的细菌,特别是厌氧菌,它是口臭的始作俑者,它制作出了口臭的成分,厌氧菌增多的话口臭就会严重。"

厌氧就是讨厌氧气的意思。人类赖以生存的就是氧气,可以说氧气就是生命的根本,但是很多细菌不喜欢氧气,这些细菌多躲藏在氧气无法到达的地方,比如牙齿和牙床缝隙的底部。充分咀嚼食物的话,就使得唾液分泌量增加,口内搅拌作用就更强,这样一来也可以把带有新鲜氧气和抗菌作用的唾液送到厌氧菌所在处,厌氧菌的繁殖就会得到抑制,口臭也就不容易发生了。

角田教授说:"白天又是说话,又是吃饭,唾液分泌得比较多,厌氧菌也比较老实。但是到了晚上,唾液分泌得很少,厌氧菌也就增多了。所以早晨刚起来时,口臭比较严重。"由于压力等因素导致唾液分泌量逐渐减少的口干症也是,口臭是典型症状之一。比较在意口腔异味的人一定要注意,使口腔多分泌唾液。

口罩有异味不是口臭的原因

请稍等一下,口罩及手绢等粘有唾液的东西上也经常会有异味啊!和上面说的"唾液能够抑制口腔异味"不是矛盾吗?角田教授说:"这个问题,其实是细菌在口罩上繁殖造成的,不是唾液的原因,唾液本身是无味的。"

明白了吗?唾液是保护口腔健康不可或缺的因素,非常重要,而且没有异味。

> **本期嘉宾**
>
> ### 角田正健
>
> 东京齿科大学综合诊疗科教授,齿科学博士,主要研究方向为口臭的原因物质及除臭材料。"搅拌口腔的最好方法就是刷牙,但咀嚼也是非常好的方法。推荐大家使用低加工度、保持原有质感的食物,这样咀嚼就会比较充分。"

与循环有关的构造

腭垂

吃东西的同时还能呼吸，都是多亏了腭垂

口腔深处下垂着的就是腭垂，是软腭的下方突起，那么它有什么作用呢？其实，腭垂对于人类生存起着非常重要的作用。呼吸时、饮食时、说话时，咽喉深处又在发生着什么呢？

这次我们关注一下腭垂吧。咦，怎么又是如此新颖的话题啊？实际上，人类的咽喉与其他动物相比，进化到了能够进行卓越超群的精细动作的程度。毕竟，要应对呼吸、饮食、说话这些完全不同功能的活动，包括腭垂在内的咽喉要能做到非常精细的动作。被称为"腭垂博士"的大阪大学教授古乡干彦说："咽喉是人类生存不可或缺的最重要器官之一。"

吞咽食物时，肺的"盖子"要关闭

咽喉是鼻腔和口腔汇合的地方，在镜子前面张开嘴并发出"啊"的声音时，就可以看到升起的腭垂和里面的咽喉部肌肉。再往上一点就是通往鼻腔的通路。鼻腔和口腔彻底分开是哺乳类动物的特征，哺乳类以外的生物，比如青蛙，虽然从外观上看鼻腔与口腔是分开的，但内部并没有分开。所以，青蛙口里塞满食物时，就无法呼吸了，根本没有足够的咀嚼时间，基本上都是一口吞进去。其实，正是由于呼吸路径（鼻）和食物路径（口）完全分开，人类才能慢慢享用美味的同时，还能自由呼吸。

鼻和口的分隔只是到达咽部附近。在咽部两个通路汇合成为一个通路，再次分开是在向下10厘米左右，正好是喉头的位置。从此处开始分支，呼吸路径在前方通向肺，后方则形成通向胃的饮食路径。也就是说，两个路径交

腭垂

呼吸路径与饮食路径在咽喉深处交汇在一起

自由自在控制空气及食物流向的四个"阀"

呼吸时的空气流通路径与饮食时的路径，二者在嗓子深处（咽喉）交汇在一起。为了使两个功能同时工作，在二者交汇之处配备了一个可以控制流向的"阀门"。

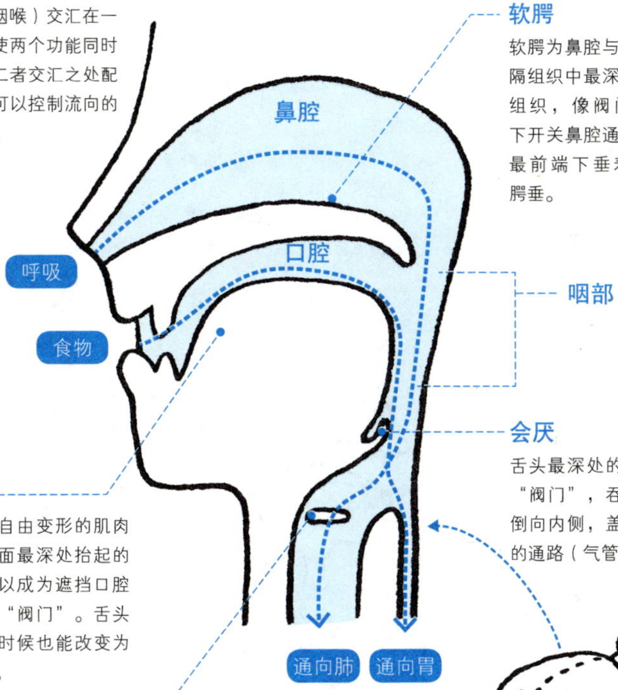

呼吸
食物
鼻腔
口腔

软腭
软腭为鼻腔与口腔的分隔组织中最深处的柔软组织，像阀门一样上下开关鼻腔通路。软腭最前端下垂着的就是腭垂。

咽部

会厌
舌头最深处的突起状的"阀门"，吞咽食物时倒向内侧，盖住通向肺的通路（气管）。

舌头
口腔内可自由变形的肌肉组织，里面最深处抬起的话，就可以成为遮挡口腔与咽喉的"阀门"。舌头在发声的时候也能改变为很多形状。

通向肺　通向胃

声带
声带是把肺呼出的空气振动声转变为音的发音体。经过咽喉、口、鼻的作用，再把这个音最终加工成各式各样的声音。

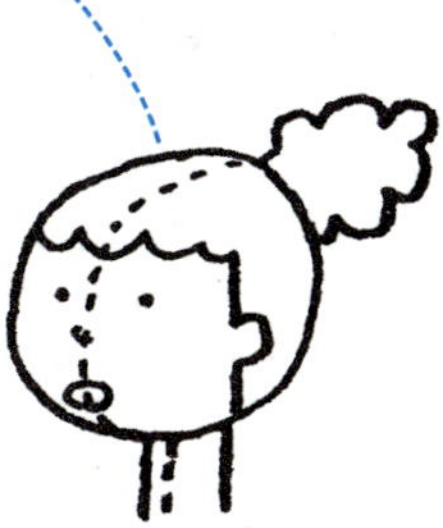

与循环有关的构造

说话时也工作着的腭垂

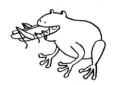

嘴里塞满东西的青蛙无法用鼻子呼吸

青蛙的鼻子没有与口腔分开,一旦嘴里塞满了食物则无法呼吸,所以无论吃什么食物,都必须快点吞下。

吞咽食物

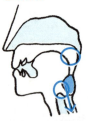

向鼻子和肺的通路完全封闭

吞咽时的确很困难,为了防止食物落入肺里,会厌反转盖住气管,软腭盖住通向鼻腔的通路。

咀嚼食物时

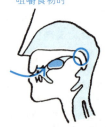

舌根升高使食物停留在口腔内

咀嚼时,需要使食物停留在口腔内。舌根升高封闭通向鼻腔的通路,从而使食物停留在口腔内。

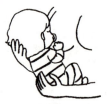

人类能够饮食的同时呼吸

包括人类在内的哺乳类动物,鼻子与口腔是完全分开的,饮食的同时也能够呼吸,即使是婴儿也不用担心。

发"pa"的音时

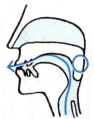

用嘴唇发出爆破音,封闭通向鼻腔的通路

发"pa"的音时,软腭上升封闭通向鼻腔的通路,在这种状态下嘴唇发出爆破音,空气不通过鼻腔而发出声音。

发"ma"的音时

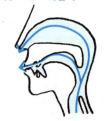

用嘴唇发出爆破音,打开通向鼻腔的通路

"ma"的音是通过鼻腔发出的音。暂时闭上嘴唇后立刻用力吐气而发出爆破音,同时软腭下降打开通向鼻腔的通路,气流穿过鼻腔。

悬垂

汇在咽喉的位置，为了防止食物进入鼻腔及肺，舌头、腭垂及会厌巧妙地分时机工作，从而使得这两个功能可以同时正常进行。

腭垂不工作的话则无法说话

唔……这里的精妙之处明白是明白了，可不就是从鼻到肺、从口到胃的两个通路嘛，干脆直接完全隔开不是更方便吗？毕竟有的时候，食物也会进入气管而人被呛到。古乡教授答复说："如果是那样，人类就没法说话了，正是因为这两个路径交汇才使得人类能够发声并说话。"

我们说话时，从肺出来的空气分别通往鼻腔和口腔，才能发出各式各样的声音。比如，我们比较一下发"pa"音和发"ma"音吧。发声时都是从嘴唇吐气的，腭垂完全倒向咽喉深处而使气流不通过鼻腔的话就会发"pa"音，如果腭垂离开而使气流通过鼻腔就会发"ma"音。腭垂也好，嘴唇也好，它们只是想要发音而自动工作。这可是人类特有的能力啊，而且是非常精妙的能力！哦，原来腭垂在我们说话时也在工作啊，真是起着很大的作用呢。

但是，话又说回来，虽然我们有如此精妙的构造，但随着年龄的增长这个功能会逐渐衰弱。吞咽的食物误入气管时，可能会引起关乎性命的严重问题。不过，好好说话的话，咽喉就能好好工作。即使上了年纪，吞咽功能也不太容易衰弱。

这个挺有价值的，据说播音员或者演员的发声训练有助于预防误咽，现在在护理领域也是备受瞩目的。总之，练了肯定没有坏处。

本期嘉宾

古乡干彦

大阪大学齿科学研究科口腔外科学第一教研室教授，齿科学博士，主要研究方向为口腔外科学。"播音员这类人能够有意识地控制发声中腭垂的位置，我们勤加练习也能够做到。"

Part 4

与运动有关的构造

　　站立、行走、呼吸……这些基本行动都有不同的机理在支持着。支持着人体行走的是骨骼和肌肉,发出运动指令的是脑……从人特有的双脚行走到打嗝及打哈欠的奥妙,都与身体的运动构造有关。

与运动有关的构造

双脚行走

双脚行走带来的意外影响是什么？

人类之所以被称为人类，可以说是因为能够站立行走。无论我们去哪里都是双脚行走。实际上，直立双脚行走对我们的生活有着意想不到的影响。

抚养过孩子的人看到孩子第一次站立起来的时候，是不是都非常高兴？一般，人类的婴儿大约在一岁左右能够站立起来学习双脚行走，那时已经具备了直立行走的能力。但是反观动物们，平时总是直立行走的姿势还是很少见的。曾经有一阵子，动物园里的小熊猫直立行走的姿势引起了人们的热烈讨论，这个现象本身就说明了人类的特殊性。

姿势特殊是因为相应的骨骼特殊，根据人类化石研究专家、国立科学博物馆名誉研究员马场悠男老师的说法，人类骨骼的特殊性体现在骨盆和足弓上。400万年前人类的骨盆与足部的骨骼就几乎与现代人类完全相同，从那时起人类开始双脚直立行走。

从双脚直立行走开始，男女关系发生了些变化吗？

人类的骨盆就像个碗一样，这个"碗"在直立躯干的最下面很好地支撑着肠等内脏的重量。这是人类骨盆特有的形状，即使是与人类近亲的类人猿，比如黑猩猩，它们的骨盆形状更接近于用四肢行走的动物。黑猩猩的骨盆呈平板状，就像是脊骨两侧并列排放着两枚板状的骨头。据推测，人类祖先的骨盆变成碗状是在距今600万至700万年前。这样不仅能够支撑住内脏的重量，而且骨盆上部变宽，臀部肌肉更加发达，从而最终开始直立行走。

等等！刚才不是说400万年前吗？确实，以拱桥状脚行走是在大概400万年前。也就是说骨盆变成碗状和脚变成拱桥状之间有时间差啊？是这样的，这期间的200万至300万年，人类祖先的骨盆呈碗状，但脚则是黑猩猩

双脚行走

骨盆变成碗状，人类才开始直立行走

骨盆

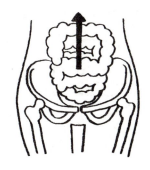

碗状的骨盆支撑着肠等内脏的重量

站立的话，体内肠等内脏的重量都向脚部转移。为了支撑这些重量，人类的骨盆才变成碗状。这在其他动物骨骼里是看不到的，是人类特有的形状。

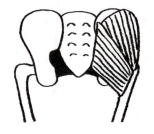

由于膨大的骨盆的影响，臀部肌肉变得更加发达

骨盆上部是臀部肌肉（大臀肌、中臀肌等）的附着点。受骨盆上部膨大（甚至到侧面）的影响，这些肌肉变得更加发达而能够固定住姿势，这样人类才能协调双脚直立行走。

黑猩猩的骨盆形状是平板式

黑猩猩虽然是与人类亲缘关系最近的动物，但是它们的骨盆形状还是平板状的，更接近于用四肢行走的动物。把人类与黑猩猩分开的最初契机也许就是骨盆形状。

与运动有关的构造

足底有拱桥状骨骼更适合平地行走

脚

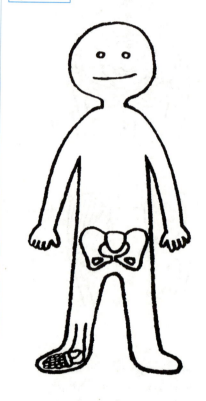

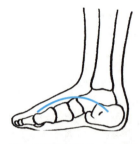

数块骨骼组合在一起形成拱桥状构造

人类的脚由26块骨骼组成，这些骨骼组合在一起而形成拱桥状。拱桥状结构的骨骼承重性更好，更有效地支撑着直立行走时身体的平衡，构造实在精妙。

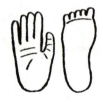

进化后适合平地行走的脚抓不住树枝

黑猩猩脚（左）的脚趾比较长，能够抓住树枝，适合树上生活。其实很早之前，人类的脚也是这样的，大概400万年前，进化成适合平地行走的脚（右）。

双脚行走

那样能够抓住树枝的。

足弓是为了更有效地适应平地行走而进化形成的骨骼。大概在400万年前,人类祖先开始在热带草原上生活,也就形成了足弓。但是,之前在森林里生活时,骨盆已经是碗状了。也就是说,他们最初是在森林里开始直立行走的。

双脚站立起来后,空着的双手就可以拿东西了,雄性给雌性拿礼物,雌性则会选择给自己拿来更好礼物的雄性。有人说,从雌性掌握选择权开始人类逐渐形成了一夫一妻制。咦?电视上的动物节目里,黑猩猩确实是群居生活的,从群居生活变为一夫一妻制就是因为双脚直立行走吗?直立行走能够影响这么深远吗?厉害啊!

还有个问题,足弓是人类特有的吗?除了人类以外,有足弓的动物就是大象了。

足弓的构造是不行走就衰弱

大象?这着实让人有点意外,不过拱桥状骨骼结构承重性好,适合体重比较大的动物。虽然人类体重与大象相比轻得多,但是由于人类直立行走,所以需要拱桥状结构。

足弓的出现是为了行走,不怎么行走的话,足弓当然就要衰弱了。确实,大拇指外翻及脚上老茧等关于脚的烦恼都与足弓衰弱有直接关系。只有我们人类才有足弓用来直立行走,所以大家一定要好好利用啊。

本期嘉宾

马场悠男

国立科学博物馆名誉研究员,主要研究方向为人类形态进化学。"直到最近才明白骨盆与脚的进化有时间差,逐渐看到了原来无法想象的我们的祖先在森林中直立行走的身姿。"

与运动有关的构造

肌肉

肌肉训练有助于减肥的理由

观看体育比赛，被运动员的强壮肌肉深深吸引的大有人在吧？大家都知道锻炼肌肉有助于减肥。但是，这其中的理由是什么呢？让我们先来看看肌肉的构造吧。

手脚自不必提，做表情、眨眼、毛孔的细微活动等都需要肌肉的参与。支持全身各种运动的肌肉数量高达400种。前日本健美大赛冠军、东京大学教授石井直方说："成人男性体重的40%、女性体重的35%都是肌肉，比如体重50千克的女性就有17.5千克的肌肉，很多吧？"还真是啊，在卖肉的摊位上买17.5千克的里脊肉或者五花肉，看起来很多。这么多的肌肉用来干什么呢？当然是"运动"了。

肌肉由直径0.1毫米的线状的肌纤维组成，肌纤维细胞又由1微米（1毫米的千分之一）粗的肌原纤维组成。肌原纤维根据神经的指令相互滑动从而产生力量，肌原纤维就是力量的源泉。肌肉只在收缩时产生力量，而且无法靠自己的力量伸展。要想伸展开来，就需要关节另外一侧的其他肌肉收缩并牵拉。比如，我们想展示一下肱二头肌的肌肉块时，会用力并弯曲上臂，可是之后即使不用力了，肱二头肌的肌肉块也不会伸展开。只有上肢内侧的肌肉（肱三头肌）收缩，然后肘关节伸直，肱二头肌的肌肉块才能伸展。石井教授说："对于这种配对关系的肌肉，我们称之为拮抗肌。互为拮抗的肌肉基本上都是在关节两侧成对出现的。"

锻炼增加的粉色肌肉在睡觉时也燃烧脂肪

肌纤维分为红色纤维（红肌）和白色纤维（白肌），用微弱力量进行持久运动的是红肌，瞬间爆发力量的是白肌。肌肉收缩时会消耗糖分及脂肪等

肌肉

收缩肌肉的是 1 微米粗的极细纤维丝

毛细血管
血管把脂肪及糖分等运送到肌纤维,以提供肌纤维的能量来源。肌纤维表面布满毛细血管。

神经
神经发出让肌纤维收缩的指令,因此肌纤维表面要有与神经结合的地方。

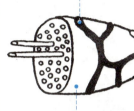

肌纤维
肌肉里的细长型细胞,粗0.1毫米,长度有的可以达到10厘米以上。3类不同颜色及性质的纤维同时存在于肌束内。

【红肌】
擅长持久运动的肌纤维,在体内深处的肌肉里比较多。

【白肌】
发挥爆发力的肌纤维,在身体浅表的大块肌肉里比较多。

【粉红肌】
白肌之中燃烧脂肪能力比较强的纤维,经常进行肌肉锻炼的人身体里比较多。

肌束
由很多聚集在一起、被肌周膜包裹的肌纤维组成,粗细为几毫米至1厘米。

肌肉
身体所有动作都是靠肌肉的运动完成的。附着于骨骼上做动作的肌肉被称为骨骼肌。

与运动有关的构造

肌肉收缩时消耗能量

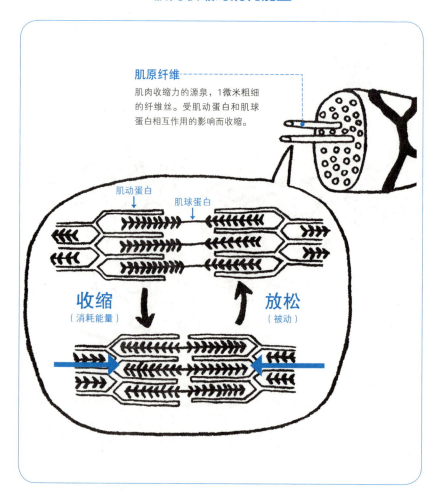

能量,红肌消耗脂肪的能力比白肌更强,因此减肥的人要记住"红肌更消耗体脂肪"。话虽这么说,实际上只有肌肉工作时红肌才消耗能量。

另一方面,经常进行肌肉锻炼的人,体内白肌也变得像红肌一样可以消耗脂肪,这种被称为粉红肌的肌纤维在休息时也能燃烧脂肪并发热维持体温。其实肌肉是体内最大的发热器,大概60%的体温都是由肌肉制作出来的，其中的主力就是粉红肌。

在自然环境下生存的话，肌肉只需要最小量即可

要得到有助于减肥的肌肉必须得进行肌肉锻炼吗？石井教授说："锻炼非常有意义，请大家一定要做。"但他稍微停顿了一下后又说："本来，人体肌肉要应对山野行走、搬运货物、耕地等日常活动，无须锻炼也有足够的肌肉储备。现在生活越来越便利，使得肌肉得不到锻炼。这是个问题。"对身体而言，肌肉严重浪费体内的能量并不划算；但现代人衣食无忧，能够燃烧脂肪消耗能量的肌肉就对我们很重要了。

其实在古时候，人类需要与饥饿进行斗争，在那种环境下只要有必需的少量肌肉即可。人类在自然环境下生活时，在食物较少的季节，人体不怎么运动，肌肉量也减少；在温暖的季节，人体活动量增加，相应的肌肉量也增加。"这种灵活性是肌肉的重要性质，与环境保持同步，使之与环境变化正好吻合。是不是做得非常精妙？"

本期嘉宾

石井直方

东京大学综合文化研究科教授，主要研究方向为锻炼学。"性激素分泌较旺盛的青春期是肌肉生成的基础时期，此时用游玩及运动等形式活动身体非常重要。"

与运动有关的构造

平衡感

自动修正身体的旋转及倾斜

仔细想想，双脚站立的人类，姿势很不稳定，更别说还要用这种姿势进行各式各样的动作。那么，人类是如何保持平衡的呢？答案是我们体内有非常精密的控制系统，这个系统的中心就是平衡感，能够感知身体的旋转及倾斜等。

大部分身体构造是在我们非意识下工作的，可以说是"自动的"。即使没有意识到，胃液也在消化食物，胰腺也在分泌胰岛素，肾脏也在制作尿液，肠道也在制作大便。这些器官多能干啊。

这其中，大家公认"自动装置"是维持姿势和身体平衡的平衡感觉器官。由于"自动化"程度非常高，平时我们很难实际感受到它的存在。"可是，一旦这个装置发生异常情况，我们就会眩晕，甚至连站立都比较困难。"圣玛利亚安娜医科大学耳鼻喉科教授肥塚泉说。虽然平时根本不起眼，但实际上起着非常重要的作用。

即使晃动头部，眼睛总是朝一个方向

平衡感觉器官实际上就是耳朵里面的内耳，由半规管、耳蜗、前庭三部分构成。其中，耳蜗形状很像蜗牛，负责听声音（听觉），半规管和前庭负责平衡感。内耳的里面是空洞，充满了内淋巴液这种黏性比较强的液体，里面有壶腹帽和耳石两个小装置，它们感知身体的动作及重力方向。

肥塚教授说："让我们来试着左右晃头，半规管是三个拱桥状的管，我们晃头时三个管分别向前斜方、后斜方及水平方向晃动。"如果是水平方向晃头，则内淋巴液主要是在水平的拱桥状管内流动，壶腹帽被挤压后会发生细微的弯曲。位于壶腹帽根部的纤毛可以感知到上述的这种弯曲，于是就向脑发出信号。该信号直接被传递给支配眼球运动的肌肉，使眼球自动向头部

平衡感

内耳是耳朵深处的器官，能够感觉平衡

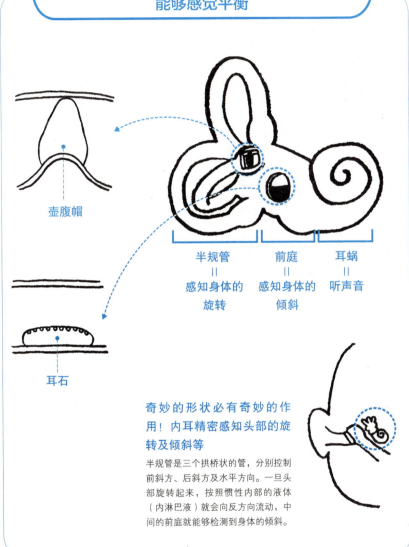

壶腹帽

耳石

半规管
＝
感知身体的旋转

前庭
＝
感知身体的倾斜

耳蜗
＝
听声音

奇妙的形状必有奇妙的作用！内耳精密感知头部的旋转及倾斜等

半规管是三个拱桥状的管，分别控制前斜方、后斜方及水平方向。一旦头部旋转起来，按照惯性内部的液体（内淋巴液）就会向反方向流动，中间的前庭就能够检测到身体的倾斜。

与运动有关的构造

感知动作及倾斜的构造

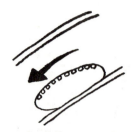

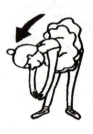

头部一倾斜，前庭上部就倾斜

前庭表面附着着由碳酸钙结晶构成的沙粒样组织（耳石），一旦身体倾斜，受重力的牵拉作用前庭上部就会倾斜，内部的纤毛就能够感知到。

根据头部的旋转运动，壶腹帽的形状发生变化

半规管内的壶腹帽由胶质构成，内淋巴液流动挤压就会发生弯曲，这个弯曲能够被胶质根部的纤毛感知到。三个方向的半规管内都有壶腹帽，无论头部向哪个方向旋转，都能被感知到。

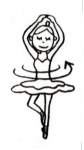

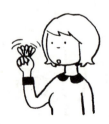

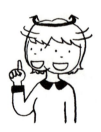

晃动头部和晃动手指，脑的看法根本不一样

让我们把手指放到眼前，然后试着做两个动作：第一个是，头部快速地左右晃动；第二个是，手指快速地左右晃动。第一个动作，由于半规管的作用，眼睛的方向比较固定，手指看起来没晃动；第二个动作，眼睛跟不上手指的快速移动。

平衡感

运动的反方向转动，最终的结果就是无论头向哪个方向转动，眼球的方向是固定的。

"把手指放到眼前，大家试试左右迅速地晃动头部，就算头部晃动得很快，手指也不随着晃动吧？"啊！真的！只能看到一根手指。也许大家会认为这根本就不算什么，没有任何意义，但这里面却有着精密的控制啊！接下来我们试试晃动手指吧？是不是眼睛跟不上手指的移动，看起来是手指在抖动呢？无论怎么努力控制，也敌不过半规管的自动操控啊。别小看了半规管，很厉害吧！

另外一个器官就是前庭，它主要负责感知身体的倾斜。一歪头，由于受到前庭表面附着的细小石头（耳石）的重力作用，前庭上部便会发生倾斜，感知到倾斜的前庭立刻向脚部肌肉传递信号，收到信号的身体就会向着直立方向进行微调从而又站立起来了。

耳石碎片的流出引起强烈眩晕

原来如此啊，配合完美的自动控制！那么，接下来让我们看看这个系统发生异常时的情况吧。一般而言，最常见的就是耳石症，肥塚教授说："从前庭脱落下来的耳石碎片进入到半规管，一晃头的话，这些碎片就会刺激壶腹帽使得眼睛轻微抽动、头像旋转过一样眩晕和呕吐。"突然发生的话肯定很吃惊，但是严重的症状过几天或2周左右就能消失。此时，尽量活动下身体，等耳石碎片回到前庭就没事了。

当然，眩晕的症状里也可能隐藏着其他疾病，比如脑中风等比较严重的疾病。如果一直不好转，或者出现其他症状（耳鸣、大舌头、手脚活动不方便等）时，还是要去医院看看比较好。

本期嘉宾

肥塚泉

圣玛利亚安娜医科大学耳鼻喉科教授，眩晕及平衡障碍的专家。"平衡感起源于感知重力的感觉，地球上的所有生物都需要感知重力。"

与运动有关的构造

醉酒与脑

为什么酒精能使人醉？

对于爱喝酒的人来说，喝酒真是挺快乐的事，但是一旦喝多了就会产生宿醉，第二天很不舒服，严重者会酒精中毒、酗酒等。那么，酒是如何起作用的呢？这一节，我们就来说说酒和脑的关系。

酒被称为百药之长，也被认为是使人狂躁的根源，真是一把双刃剑啊。久里滨医疗中心副院长松下幸老师说："酒是作用于精神系统的一种药，属于镇静类，可使神经活动安静下来。"原来如此，使神经安静下来，所以被分为镇静类；反之，兴奋剂等能使神经兴奋的药物属于兴奋类。可是，为什么好多人说酒喝多了之后会变得比较狂躁呢？这不是镇静药的表现啊？

大脑皮质功能减弱，就难以做出表情

这个答案与脑的构造有关。脑是分区域工作的，最外侧的大脑皮质是理性及思考的区域，内侧的大脑边缘系统是感情和记忆的区域，后头部的小脑主要负责运动功能，最里面的脑干负责维持呼吸等生命活动必需的功能。

酒精首先作用于大脑皮质，使之活动安静下来。一旦大脑皮质活动减弱，被理性压制的感情和本能的冲动则被释放出来，所以平时很认真的人会变得特别活泼，或是号啕大哭。

大家压力都很大，稍微发泄一下也挺好的。可是，如果还继续喝酒，就可能导致运动和记忆功能也逐渐减弱，有可能立刻无法走路，又或者第二天根本记不得当天的事情。如果再进一步到了脑干都被麻痹的话，就会引起急性酒精中毒，那就无法正常呼吸和血液循环了，生命就真的很危险了。啊，酒精还能使呼吸中枢"安静"呢，真是不容小觑啊！

平常，我们摄入的酒精在肝脏被分解掉。松下老师说："如果分解能力

醉酒与脑

> 酒是能够镇静的药物，可以抑制脑神经细胞的工作

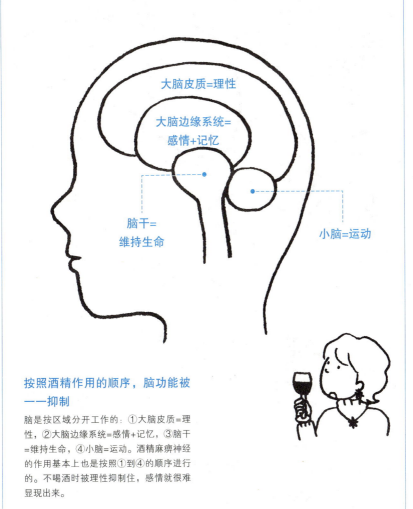

按照酒精作用的顺序，脑功能被一一抑制

脑是按区域分开工作的：①大脑皮质=理性，②大脑边缘系统=感情+记忆，③脑干=维持生命，④小脑=运动。酒精麻痹神经的作用基本上也是按照①到④的顺序进行的。不喝酒时被理性抑制住，感情就很难显现出来。

与运动有关的构造

饮酒量超过分解能力就会醉酒

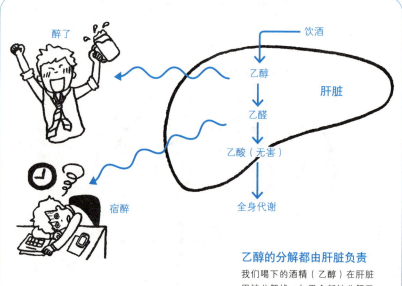

乙醇的分解都由肝脏负责

我们喝下的酒精（乙醇）在肝脏里被分解掉，如果全部被分解了就不会醉，但是饮酒量超过分解能力时，乙醇就会循环到脑从而引起醉酒。甚至，如果毒性更强的乙醛滞留在体内的话，会引起耍酒疯及宿醉等。

烧酒100毫升

啤酒500毫升

适度饮酒：每天饮酒量到20克为止

由于酒的种类不同而使得酒精度数也不同，为此实际的量也不同。到底喝多少是20克酒精，找自己爱喝的酒感觉一下，做个参考吧。

日本清酒180毫升

葡萄酒200毫升

醉酒与脑

能够跟得上饮酒量，就不会到使脑干麻痹的地步。连脑干都被麻痹了的话，基本上是一口气喝干那种非常鲁莽的喝法造成的。"

为什么酒精可以抑制神经作用？原因未知

酒精的分解是按阶段进行的，出现问题的是中途产生的乙醛。乙醛能够给脑及内脏造成比较强烈的损伤，被认为是引起头痛及恶心的物质。分解乙醛的能力由遗传基因决定，乙醛脱氢酶（ALDH）的遗传基因有两组：分解能力强的和分解能力弱的。日本人中有一半左右是这两组都强的，有40%左右是其中的一组弱，还有10%左右是两组都弱。只有一组弱的人的乙醛分解能力大概是两组都强的人的十六分之一。

十六分之一！竟然有如此大的差距。只有一组弱的人的乙醇血液浓度降低得很慢，一喝酒就脸红，所以慢慢喝非常重要。另外，两组都弱的人几乎不能分解乙醛，是不能喝酒的人。不过，这类人基本上都有自知之明："我不能喝"，反而不用担心。

那么，到底酒精是如何使神经镇静下来的呢？"这个问题很好，但是这里面的机理还没有弄清楚。"松下老师的话令人感到意外。酒精作用于一部分神经细胞的γ-氨基丁酸（GABA）受体等，目前也只是理解到这种程度，再深入的内容还不清楚。

本期嘉宾

松下幸

久里滨医疗中心副院长，主要研究方向为酒精依赖症及流行病学等。
"记住经常喝的酒里面的乙醇含量，就比较容易控制酗酒。"

与运动有关的构造

镜像神经元

脑内"模仿神经"的惊人之处

脑内有能够模仿物体的神经,这类神经一经发现就备受瞩目。模仿有什么厉害的呢?实际上这里面蕴含着解开人类心情奥秘的关键。

大家有没有过这样的经历?观看体育比赛时情不自禁地模仿选手们的动作,或者看电视剧时模仿主人公的姿势。这种自我模仿状态就是由镜像神经元发起的。镜像神经元是身体不自觉地模仿眼睛看到的人物动作的神经元,自二十世纪九十年代初期被发现以来,给脑科学界带来了巨大的影响,被称为"可以匹敌DNA的巨大发现"。这么厉害啊,但不太懂为什么一个模仿的神经如此重要呢?

通过模仿动作就可以理解对方的心情吗?

近畿大学医学部第一生理学副教授村田哲表示,镜像神经元的发现非常偶然。意大利的研究人员在用电极刺激猴脑的运动前区区域时发现,虽然这里有控制手及手指运动的神经,但是当猴子手指没动的时候,一部分神经活动却很频繁。实际上,是猴子看到了研究人员用手拿东西就模仿了。虽然是控制自己手的神经,却对别人手的动作有所反应,这就是镜像神经元。那之后,人们又发现人脑里也有同样的神经活动。村田教授解释说:"在脑内重现眼睛看到的动作,不经意间镜像神经元就发出'自己也做相同动作'的命令。"

为什么能这样呢?因为这样一来,就可以明白对方举止的意义,或是掌握对方的心情。比如在心理学领域就有这种事。给受试者看欢笑、愤怒等表情图画,一旦受试者嘴里叼上铅笔就很难理解表情差异。自己脸部肌肉运动被限制的话,就不太容易观察到微妙的表情变化。也就是说,我们看到笑脸会无意识

镜像神经元

人类会情不自禁地模仿眼睛看到的人的动作

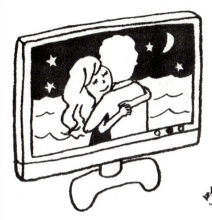

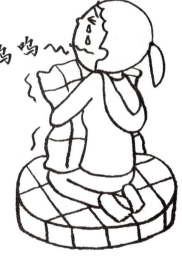

完全模仿动作,所以也能理解动作背后的心理

看电视剧看得入神了,不经意间就做出了和主人公一样的动作。人类就有这种无意识地模仿动作的性质,模仿了动作就能更深地理解动作的意图及心理。

模仿的目的是为了掌握对方动作的意图

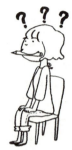

把铅笔叼在嘴里,就难以观察到微妙的感情

通过做不同的表情,猜出表情背后的情感。可是,一旦嘴里叼上铅笔,微妙的情感就不太好观察到了。自己的脸部动作不改变,就很难理解对方的心情。

观看人的动作时,运动前区的神经也活跃

只要看到人的动作,镜像神经元就活跃起来,命令身体重现与看到的动作一样的动作。其实就算是手做了同样的动作,我们只感知到了"动"的感觉而已。

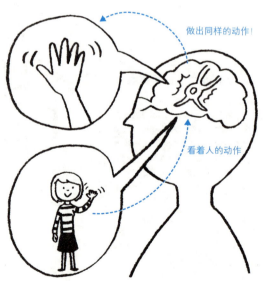

做出同样的动作!

看着人的动作

镜像神经元

地微笑,通过感知到自己的脸微笑的感觉,从而推测出"那个人也很高兴"。我们人类就是通过重现对方的身体动作来理解对方内心深处的情感的。

镜像神经元的作用可以充分解释"通过模仿动作来理解对方心情"这一现象的机理。所以,当人类刚发现镜像神经元时,纷纷惊呼:"发现了读懂人类心情的脑功能!"从而镜像神经元备受瞩目,甚至说是能够匹敌DNA的发现。

看到狗叫的姿势,镜像神经元无反应

最近研究发现,镜像神经元主要对手的动作有反应;对表情类等情绪动作,它也可能在起作用。但是,有一点可以确定:各式各样的人际关系都是通过像镜像神经元那样的神经活动,以身体感觉为基础来感受的。

村田教授认为镜像神经元起源于"感知自己为自己的系统"。自己的手活动时,脑内的运动命令和眼睛看到的手部动作一致。为此,我们就会意识到"啊,这是自己的身体",也才会产生一体感。有时候,这个系统也会看到其他人的动作并活跃起来,而无意识地采取与其他人一致的动作。

对方不是同类的话,镜像神经元不会反应,比如人类的镜像神经元对狗吃食的姿势有反应,但对狗叫姿势却没有反应。这是因为,人类能感受到吃食的姿势,但是很难体会到狗叫的姿势。如果有外星人存在,他们的身体与我们人类完全不同的话,镜像神经元应该很难应对。

本期嘉宾

村田哲

近畿大学医学部第一生理学副教授,日本国内镜像神经元研究的第一人。"小孩特别喜欢模仿别人的游戏,应该是在刺激镜像神经元的识别系统,使其更发达。"

与运动有关的构造

打嗝

打嗝是祖先的馈赠

打嗝时不时地让人尴尬,喝水时即使屏住了呼吸,也不停地打嗝。实际上,打嗝的背后隐藏着几亿年前的生命进化史,有着我们意想不到的美丽故事。大家是不是觉得打嗝没有什么了不起的?那么,就让我们来看看吧。

打嗝是一种不可思议的现象,连我们自己都不明白打嗝有什么用处,为什么身体要特意保留下来呢?"打嗝博士"、土浦协同医院麻醉集中治疗科部长近藤司老师说:"打嗝可是生物进化遗留下来的遗产哦!"欸?别看打嗝不起眼,看来还是个很大的话题呢。

声带与膈同时活动

首先,我们来看看打嗝的声音是如何发出的吧。一般认为打嗝是由于膈的痉挛引起的,但是近藤老师不这么认为,他认为痉挛无法发出声音。膈瞬间收缩吸气的同时,嗓子的声带会关闭,于是就造成了声带阻碍气流,最后就发出像堵住样的声音。刚才的"同时"非常重要,即使时机稍微有些偏差也不会打嗝。

实际上,声带和膈分别受迷走神经和膈神经控制。所以要使两方面的时机完全吻合,就需要对双方发号施令的指挥部,这个指挥部就是脑的延髓。延髓是负责呼吸及血液循环等非常重要功能的部位,也是打嗝的控制中枢。

平时,打嗝中枢的活动被GABA所抑制,当这种抑制作用发生偏差的话就会引起打嗝。酒能够使GABA麻痹,因此酒后就容易打嗝。

可是,为什么要这样发出指令呢?这种机理是从祖先那里继承下来的。包括人类在内的全部生物,最初都是从海里来的,所以人类的祖先也是用鳃呼吸的。为了能够在陆地上生存,后来才进化出了肺。但是在这中间的一段

打嗝

紧急吸气,声带关闭就会发出打嗝的声音

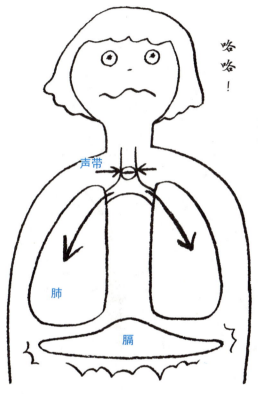

声带关闭停止吸气就会发出"咯咯"声

膈收缩的同时,气道入口处的声带关闭。吸入的气流在此被堵住,然后发出"咯咯"声。

膈急剧收缩,瞬间吸入气流

打嗝的瞬间,膈快速收缩吸气。与咳嗽、打喷嚏不同,打嗝发生在吸气时。

与运动有关的构造

打嗝的指挥部在延髓里

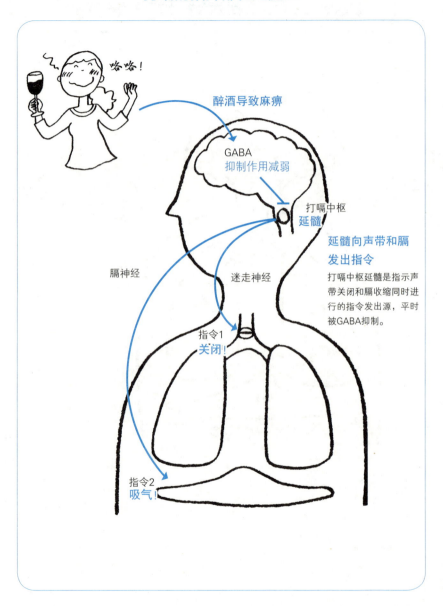

打嗝

时期内，就像蝌蚪变成青蛙之前，人类祖先好像既有肺又有鳃。蝌蚪用鳃呼吸时，需要把水吸入到鳃里，但不小心把水弄进肺里就麻烦了。所以，它的体内产生了吸水的同时又使肺关闭的构造。祖先的构造和这个类似，我们继承了打嗝。

胎儿打嗝是在锻炼呼吸肌吗？

可是，人类早已经没有鳃了，还有必要留着这么古老的构造吗？"打嗝还是有些作用的。"胎儿和婴儿抑制打嗝的能力比较弱，所以经常打嗝，据说这样就可以锻炼呼吸肌。虽然大人不怎么打嗝，但是当吃得过饱或者胃灼热等情况发生时也会打嗝。据说嗓子和胸的刺激能够诱发打嗝，于是就可以使胃灼热消失，所以打嗝也许能使食管和胃恢复健康。

还有个问题就是，为什么身为麻醉科医生的近藤老师对打嗝这么熟悉呢？近藤老师说："其实，胸腹部手术后，有很多患者苦恼打嗝好几天都停不了。"那么，如何才能使打嗝停下呢？近藤老师推荐的方法是：把手指塞进两个耳朵里，使劲按住直至流眼泪的程度，维持30秒左右。这样啊，以后打嗝时尝试做一下吧。

> 本期嘉宾
>
> #### 近藤司
>
> 土浦协同医院急救中心麻醉集中治疗科部长，主要研究方向为打嗝的机理。"打嗝持续一周以上的话，还是要去医院看看的，因为可能有脑梗死等疾病的风险。"

与运动有关的构造

打哈欠

打哈欠是为了什么呢?

其实,打哈欠挺舒服的,但是为什么会做出这种动作呢?这是身体的真实诉求,所以肯定有更深层次的意义。这么一想的话,科学家们渐渐发现了打哈欠的起源。那又是什么呢?结果相当令人意外啊。

打哈欠也是一种不可思议的现象,深呼吸、尽情地张大嘴、伸展手脚等一系列动作连贯地发生,就像是自动进行的一样。其实,这些动作也能有意识地做完,但即使模仿了这些动作也没办法体会到真正打哈欠的快感。

打哈欠到底是什么呢?对于这个问题,我们请教了对打哈欠非常有研究的脑生理学专家、东邦大学名誉教授有田秀穗,他说:"到现在为止,打哈欠的功能还有很多谜没有解开。"

打哈欠就产生清醒的脑电波

除了人类,其他动物也打哈欠。养宠物的人都会看到狗、猫、鹦鹉、龟等动物打哈欠的姿势。这么多动物都打哈欠,那么打哈欠的起源一定非常古老。有田教授说:"确实如此,打哈欠的中枢位于下丘脑的室旁核,就算在脑内这里也很古老,是进化过程中从远古时代遗留下来的部位,所以祖先们应该也打哈欠。"

从室旁核发出的指令能够到达很多部位,使这些部位同时工作,才完成了打哈欠这个复杂的动作。测定一下此时的脑电波,就可以发现以 β 波为代表的清醒脑电波。

现在理解的打哈欠对身体的影响是清醒作用。有田教授认为打哈欠是从清醒和睡眠的临界点到清醒的时候。清晨打哈欠是把身体从睡眠状态向清醒状态诱导,夜间打哈欠则是在困倦时努力使身体清醒。

打哈欠

发出打哈欠指令的是脑里面的下丘脑室旁核

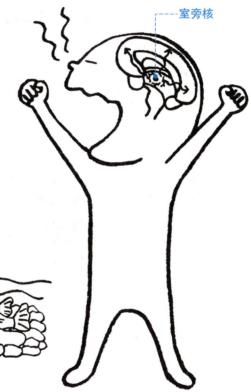

室旁核

打哈欠的起源很古老，指令源是原始的脑

发出打哈欠指令的是下丘脑的室旁核，这里在进化过程中也是很原始的部位，所以人们推测打哈欠起源很久远。

鲑鱼产卵与打哈欠的不可思议的关系

掌控打哈欠指令的是催产素，此激素与动物的性行为及生殖有着密切的关系。鲑鱼产卵时张大口憋气的姿势也许就是打哈欠的原形。

与运动有关的构造

打哈欠意味着身体从睡眠状态转向清醒状态

早晨叫醒自己的哈欠
清晨刚起来时打哈欠标志着睡醒了,脑发出清醒脑电波,使头脑变得清醒。

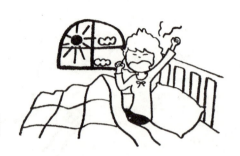

夜间开车时打哈欠
夜间开车时犯困但还不能睡觉,这时也会打哈欠,这就是警告自己身体需要尽快休息了。

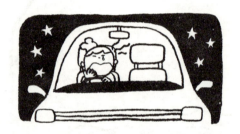

上课无聊时打哈欠
上课过程中在与"瞌睡虫"斗争时就会打哈欠,这也是身体发出的警告。有人认为这时休息对身体比较好。

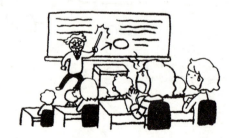

打哈欠

夜间开车时,是不是经常打哈欠?那正是因为不能睡觉才做出的动作。上课或是开会无聊时经常打哈欠,那也是为了保持身体清醒。怎么样,打哈欠值得表扬吧。

另一方面,由于压力等因素,过度紧张之后也容易打哈欠,那是因为紧张得到缓解后要促使身体尽快清醒。原来有位象棋高手,在走非常关键棋子的时候都会打哈欠,估计他的身体知道打哈欠就能使头脑清醒。

打哈欠起源于性活动?与一般的身体伸展有什么不同?

有田教授说:"其实要使身体清醒,模仿打哈欠那样伸展一下胳膊腿,也有一定效果。"确实如此,但是打哈欠的舒服程度与一般的身体伸展不在一个层次。那么,哈欠到底是什么呢?听有田教授慢慢地讲吧。

有田教授说:"从室旁核发出打哈欠指令的是催产素,它也可诱导男性勃起。也就是说,催产素与性活动有关。"性活动?这话题跳跃得很快啊!催产素可诱导女性分娩时子宫收缩等活动,与生殖功能关系密切,所以与性活动有关也没什么好奇怪的!有田教授说:"是这样的,我推测哈欠的起源与性活动有关。比如,鲑鱼产卵时雄性与雌性身体在一起并张开大嘴,这个姿势与打哈欠不是很像吗?"如此说来,还真是有点像呢。莫非真是如此进化来的?所以与一般的身体伸展相比,打哈欠时心情才很好?真相还是个谜,但挺有意思。

最后说一句,打哈欠也有扩张肺部空间而提高呼吸效率的作用。大家还是尽量不要憋着哈欠,它对身体是有好处的。

本期嘉宾

有田秀穗

东邦大学名誉教授,主要研究方向为脑内5-羟色胺神经。"婴儿出生1年内经常打哈欠,这是因为婴儿经常在睡眠与清醒的分界点上,容易被诱发打哈欠。"

与运动有关的构造

呼吸肌

深呼吸时的肌肉运动是不是非常困难?

一位著名的健康专家告诉我们,最有效的健康方法是呼吸法。呼吸是健康的基本,但是最近的人们却总是浅呼吸。那么,对身体有益的深呼吸又是什么样的呢?答案就在腹内肌肉的运动里。

文京学院大学副教授柿崎藤泰是呼吸训练方面的专家,工作是指导呼吸痛苦的病人如何进行深呼吸。柿崎教授说:"明明没什么疾病,但最近浅呼吸的人真的很多。浅呼吸会产生各种不适,有些人只是改成了深呼吸就能使不适症状消失。"

这样啊,还真有意思。那么,具体来说深呼吸是一种什么样的状态呢?

使肺运动的是周围的肌肉

呼吸就是把氧气运入体内,把二氧化碳排出体外,进行这项工作的正是肺。肺内部有无数的小袋子,它们

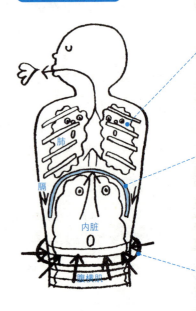

呼吸肌

呼吸是肌肉的共同作业，需要很多肌肉的联动

吸气

3
肺被压缩，空气被吐出
肺被膈从下方往上顶起，上下方向开始收缩。同时，与膈边缘联动的肋骨也被向下牵拉，于是胸腔整体变细，肺的体积开始收缩，空气被吐出。

2
内脏被提升，膈变圆
膈被内脏顶起，中间部分开始鼓起。同时，接近腹壁的边缘部分受到腹横肌运动的牵拉作用而向上移动，于是膈就变圆了。

1
腹横肌收缩，提升内脏
深呼吸吐气时，腹横肌收缩腰身变细，被挤压的内脏向上顶膈。腹肌（腹直肌）等一用力的话，腹横肌就不能自由活动了。

2
胸廓扩张，肺吸入空气
膈下降的同时，提升肋骨的肋间肌等，使得胸廓向上下左右扩张，肺的体积就变得比较大，从而吸入空气。

1
膈收缩变平，肺下降挤压内脏
膈收缩变平，上面的肺受向下的牵拉作用影响而扩张，从而对腹部下方的内脏产生一定的压力。

3
内脏被肺从上方挤压，腹横肌被迫伸展
受膈从上方产生的压力影响，内脏整体都受到挤压，腹横肌被迫伸展开，腰身变宽。此时，腹横肌伸展得很好的话，接下来吐气时也容易收缩。

与运动有关的构造

叫肺泡,就像海绵那样的构造。吸气时,肺整体膨胀使得空气进入肺泡,吸收氧气;呼气时,肺收缩,从肺泡排出二氧化碳。

那么,肺是如何伸缩的呢?心脏、胃肠等脏器本身就有肌肉,能够靠自己的力量运动,但是海绵状的肺里并没有肌肉,使肺伸缩的是肺周围的肌肉。特别重要的就是膈,膈好好工作是深呼吸的条件。

膈是截断腹腔内部的膜状肌肉。就像竹子分节那样,膈是腹部与胸部的分界线。膈的正上方就是肺,膈就像注射器的推杆一样上下运动从而使肺收缩及扩张。呼吸所需动力的70%都由膈负责。使肺能够上下运动的正是膈的形状,肌肉松弛时呈圆顶状隆起,肺被这个圆顶推升起来而收缩,体积就变小,这就是吐气的状态。之后,膈肌肉开始收缩,圆顶状变平,肺也被向下牵拉,这就是吸气的状态。原来如此,还真是很巧妙的构造呢!膈好好工作的话,肺的底面能够上下浮动5~10厘米。

柿崎教授说:"毫无疑问,呼吸比较浅的人肯定膈运动不良。"姿势不

用膈比较舒服的姿势呼吸吧

 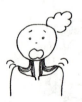 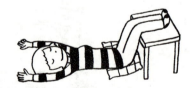

姿势不正导致身体姿势固定的话,就只能用肩部肌肉吸气了

一旦身体姿势固定为猫腰状,膈及腹横肌的运动都不会太好。于是身体没有办法,只能利用肩部及颈部的肌肉吸气,所以肩部容易僵硬酸痛。

用这个姿势进行呼吸,膈就可以自在地运动

仰躺着,脚放到椅子上,臀部下面垫上5~10厘米厚的坐垫。过一会儿,腹部就有力量了,自然就可以进行深呼吸。每天坚持训练,呼吸就可以改变。

呼吸肌

正的话，胸部及腹部一用力，即使吐气了膈的力量也无法卸掉，膈也就不能完美地恢复。这样一来，吸气时的动作也变得不好。结果，肺的伸缩运动也变得不好，空气的进出也受影响。

胸口柔软的话，气息会顺畅吗？

直接控制膈运动的话会比较困难。膈要隆起成圆顶状，下面的内脏支持非常重要。吐气时，腹横肌收缩从下面顶起内脏，膈才被挤压而隆起。吸气时正好相反，膈从上方挤压内脏。因此，内脏整体的运动与膈的运动是关联在一起的。深呼吸就相当于给内脏做按摩，使得腹部血流顺畅，也能够预防下肢发冷及便秘等疾病。想放松膈的话，就收缩肚子（腹横肌）。身体就是这样进行肌肉联动的。

把手指放到胸口并慢慢吐气，刚开始时还觉得比较柔软，如果吐气期间胸口一直这么柔软，膈和腹横肌就会一直顺畅地联动。可是，中途变硬（或者从开始就比较僵硬）的人，膈会用力，不能顺畅地变成圆顶状。对于这类人，建议按照左图的姿势进行呼吸。还有个小技巧，在臀部下面垫上一个坐垫并保持后背不弯曲。于是，内脏的重量就会很自然地施加给膈，从而容易隆起为圆顶状。稍微坚持一段时间的话，呼吸就会由浅变深。大家都来试试吧。

本期嘉宾

柿崎藤泰

文京学院大学保健医疗技术学部副教授，理疗师，医学博士，呼吸运动疗法方面的专家。"经常听到腹式呼吸和胸式呼吸的说法，但只靠其中的一个都无法进行深呼吸。两种方式的肌肉联动很重要。"

Part 5
与感觉有关的构造

与身体动作相比，心理活动没法捕捉到。但是，"感觉"的背后还是有身体构造在支持着。为什么要有感情？疼痛到底是什么？五感的机理是什么？呼吸如何能使心静下来？下面我们来看一看吧。

感情

感情的产生是有原因的

感情丰富的人有着独特的魅力，能够使场面变得很愉快，当然也会有负面的感情。"感情"就是这样不可思议，有时使人着迷，有时使人生厌。毋庸置疑，感情是有意义的。

现代社会里，成人都不会直接表达自己的感情，也很少武断地感情用事。可是，大家也都知道，一直这样抑制对健康不好。感情这个东西不表达不好，表达多了也不好。

话又说回来，感情到底是什么呢？让我们来请教一下情感心理专家、名古屋大学教授大平英树。大平教授说："感情是生物为了防身而有的一种功能。"

制作感情的场所——杏仁核的重要功能

脑内与感情形成有关的是杏仁核，杏仁核是脑左右两侧都有的神经细胞的集合体，形状类似杏仁，所以被命名为杏仁核。杏仁核的工作内容是当看东西或听声音等的时候，瞬间判断此事是否性命攸关。比如，突然间出现了一条像蛇一样的东西，在意识到"啊！是蛇"之前，影像进入眼睛区区40毫秒后杏仁核就会兴奋，不管这东西到底是什么，判断为"总之先避让一下"。于是，身体迅速采取躲避姿势，同时涌上厌恶的感情。最后，我们惊叫着"呀"，迅速躲开。

也就是说，感情是杏仁核传达给身体的信息，是关于安全的重要判断。当看见蛇的时候就会产生厌恶感，当非常饿的时候一见到食物就会产生幸福感。

杏仁核的反应是速度优先，就会有原来以为是蛇，仔细一看才发现是玩具的情况。但是，与是真毒蛇的风险性相比，这种级别的错误就根本不是问

感情

创造感情的是脑里面的"原始的脑"

额叶
在大脑皮质中,额头后面的一片区域。该处进行理性判断,控制杏仁核。

杏仁核
属于大脑边缘系统的一对神经群,杏仁核兴奋的话,就会引起恐怖等情感。它的起源很早,与爬虫类的杏仁核起源时间几乎相同。

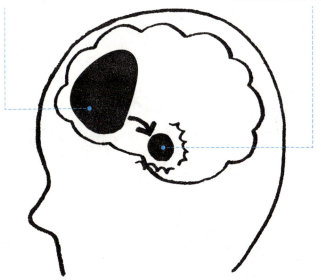

杏仁核兴奋时就是评价好恶的时候
可以用感情来评价事物,对于喜欢的事情会产生好感,对于不喜欢的事情则会产生厌恶感;之后,再据此而采取相应的行动。杏仁核就起着产生感情的核心作用。

与感觉有关的构造

遭遇到蛇的时候，脑反应是这样的

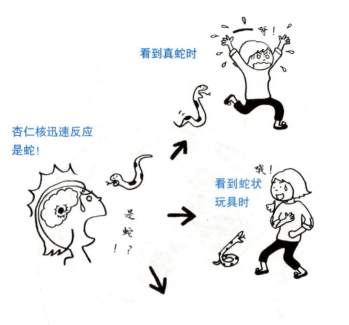

杏仁核迅速反应 是蛇！

看到真蛇时

看到蛇状玩具时

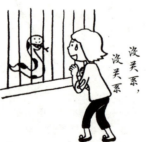

如果在动物园里就不怎么害怕

杏仁核反应迅速，立刻制作出感情

杏仁核的反应速度快得惊人，甚至在本人还没明白为什么惊讶之前身体就采取了行动。但是，当脑判定"这里安全"的时候，额叶会自动控制住杏仁核。

题了。毕竟，生物首先就是生存。大平教授说："人生中有很多重要的事情要做出判断，可是有时候没有判断素材。这时候就算用脑袋冥思苦想，也很难决定谁对谁错，就只有委托给情感了。杏仁核会很好地为我们判断是喜欢还是讨厌。"

抑制杏仁核兴奋的额叶

话是这么说，但也不能完全受控于感情，有时也需要控制一下。大平教授说："额叶的作用就是控制杏仁核的兴奋。"额叶是脑前方的一片区域，负责理性及伦理方面的思考，并可以控制杏仁核。比如说，在动物园看见蛇的时候感觉没有在山林里偶遇时那么恐怖。这就是额叶判定"这里是动物园，很安全"，从而自动（无意识）抑制了杏仁核的兴奋活动。

其实，额叶可以无意识地抑制，也可以有意识地抑制，但也有即使想抑制也无法控制的时候，特别是悲伤及愤怒类的消极情绪。看来感情还是自动控制更可靠，冥想训练就是加强自动控制的，可以使心静下来。还有一点大家要注意，自动控制功能下降的代表性因素就是压力，比如脑很疲倦，感情就容易失控。

本期嘉宾

大平英树

名古屋大学环境学研究科心理学讲座教授，主要研究方向为情感心理学。"由于杏仁核老化导致警戒意识降低，老人容易被骗而发生汇款欺诈。即使在现代社会，杏仁核也在保护着我们的身体哦！"

与感觉有关的构造

便意

憋住便意的肌肉与推荐的排便姿势

您的大便能顺畅排出来吗？着急大便时，是立刻就去卫生间吗？不断错过上卫生间的时机，便意就会逐渐萎缩，这样日积月累就会形成便秘。如果大家知道"便意"是如何产生的话，估计就不想憋着了。

身体是自己的，但有很多时候不能随心所欲，代表性实例就是有便意的时候。首先说，便意肯定是"要大便"的信号。大便顺畅是身体健康的基础，是件很好的事情，这一点大家都知道。但是，大家也都有过这样的经历吧："现在不行啊，等一会儿！"另一方面，也有很多人好几天都没有便意，受便秘之苦。社会保险中央综合医院大肠肛门病中心部长山名哲郎老师提醒大家要重视便意。

当有便意的时候，已经在排便了

大肠在腹中缠绕盘桓，长1米至1.5米，呈管状。细致地消化食物并且吸收营养成分，这是小肠的功能，所以到达大肠的东西基本上都是去除了营养成分后的糟粕了。

大肠从右侧腹下开始，此时的内容物还有很多水分，比较稀。这种液体状的大便在大肠内被一点点吸收掉水分变成固体样，并向前推进。在出口附近，形成香蕉状的大便。

到此为止的过程不受我们的意识控制，是自动进行的，直到成形的大便到达直肠附近，情况才有所改变。因为直肠附近有很多可以感知大便的传感器，它们向脑传递信号，从而使脑感知到便意。

稍微详细点解释就是这样的：从传感器发出的信号中途分为两部分，第一部分传向脑，第二部分在脊椎（尾骨）处掉头转向收紧肛门的肌肉而使

便意

> 大肠负责制作形状良好的大便，
> 直肠负责产生便意

初期的大便呈液体状，逐渐固体化

刚进入大肠的大便是液体状的，水分被吸收掉之后才逐渐固体化。大便在大肠内的时间为10~40小时。

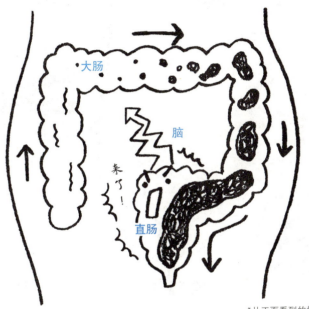

*从正面看到的情况

大便到达直肠时，直肠才会释放便意信号

当大便到达直肠时，直肠周围的传感器就会反应并释放出信号。这些信号到达脑后，我们就会感知到便意。

与感觉有关的构造

前倾姿势有利于顺畅排便

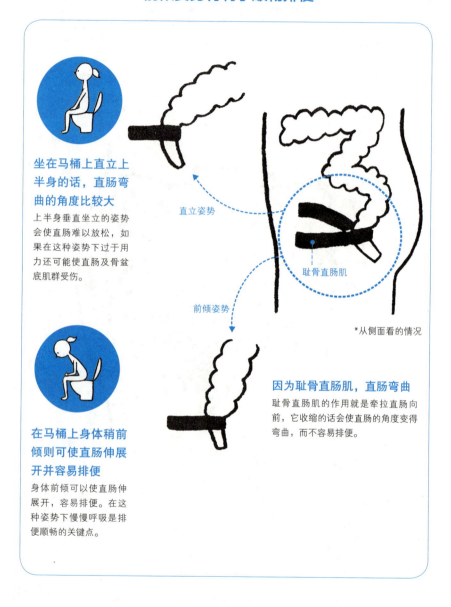

坐在马桶上直立上半身的话，直肠弯曲的角度比较大

上半身垂直坐立的姿势会使直肠难以放松，如果在这种姿势下过于用力还可能使直肠及骨盆底肌群受伤。

直立姿势

前倾姿势

耻骨直肠肌

*从侧面看的情况

在马桶上身体稍前倾则可使直肠伸展开并容易排便

身体前倾可以使直肠伸展开，容易排便。在这种姿势下慢慢呼吸是排便顺畅的关键点。

因为耻骨直肠肌，直肠弯曲

耻骨直肠肌的作用就是牵拉直肠向前，它收缩的话会使直肠的角度变得弯曲，而不容易排便。

该肌肉放松。这要是松弛过度了可怎么办啊？山名老师说："没关系，收紧肛门的括约肌有两层，这个阶段松弛的只是内侧的，外侧的受我们的意识控制，能够忍耐。"

原来如此，是自动松弛的肌肉和受意识控制的肌肉组成的双重构造啊。如此说来，当感知到便意时，括约肌已经有一半松弛了。山名老师告诉我们说："虽然有一半松弛，但实际上80%收紧肛门的力量是在内侧肌肉。从这个意义上来讲，感知到有便意就已经开始排便了，最好尽快去卫生间。一直憋着不大便的话，便意会少一点，但是一旦形成习惯，以后难以感知到便意，会形成便秘。所以，尊重身体本身的意愿还是很重要的。"

采用身体前倾姿势，不用力就可以排便

其实，能止住大便排出的肌肉还有一个，就是耻骨直肠肌。耻骨直肠肌为环状肌肉，把直肠向前方牵拉。需要忍耐便意的时候，耻骨直肠肌就会收缩从而使直肠弯曲约90度，经过与括约肌的双重作用，基本能控制住大便。但是一旦没忍住，耻骨直肠肌就会影响排便。山名老师说："由于耻骨直肠肌的作用而使直肠弯曲，排便就不会那么顺畅。"有一个很简单的方法解决，就是坐在马桶上时身体前倾；如果是蹲式，身体可以自然前倾。不要屏住呼吸用力排便，这样容易损伤直肠和周围肌肉，作为专家的山名老师不推荐。

本期嘉宾

山名哲郎

社会保险中央综合医院大肠肛门病中心部长，医学博士，便秘及痔疮治疗的专家。"很多人排便时都会屏住呼吸并用力，但用力会使耻骨直肠肌收紧从而使直肠变得更弯曲，反而不容易排便。"

与感觉有关的构造

疼痛

疼痛令人不快，所以生命才能被保护

身体某处疼痛时，大家的心情肯定不好。"焦躁！郁闷！疼痛赶快消失！"我完全可以理解大家的心情，可是身体有"疼痛"这种感觉也是有原因的。我们当然不能放任疼痛不管，但还请大家听一听里面的故事，估计就会有新的看法了。

预示着身体不适或疾病的信号有很多，但显眼且不适程度很高的还应该是疼痛。当然发热啊、身体倦怠啊这些也令我们很痛苦，但疼痛还是最明显的。熊本保健科学大学吉村惠教授说："之所以我们有疼痛的感觉，是因为它是最原始的感觉，是人类祖先为了活命而具备的一个功能。疼痛很简单，但影响很大。"这么听起来，疼痛好像非常重要啊。

从祖先那里传承下来的原始警告信号

疼痛说起来很简单，但其实有很多种类，比如脚踢到硬东西时的疼痛、头痛、牙痛、肌肉痛等，都让人难受；也有从身体内部来的疼痛，比如腹痛、月经痛。疼痛的原因有很多种，但构造基本一样：疼痛中心感知到身体某处产生的刺激信号，通过神经传导给脑。撞伤属于物理性伤害，肌肉痛则是由于疲劳物质引起的，在疾病或伤口患处引起炎症反应的成分被视为刺激信号而被捕捉到。可是，把各式各样的刺激全都归为疼痛，这是不是也太大杂烩了呢？吉村教授说："其实不是这样的，身体有异样时最重要的是迅速给予反应，至于原因的分析可以稍后再处理。"

吉村教授认为感知疼痛的构造原型在几亿年前就已经存在了，也可以说是使身体感知危险的警告信号。当身体感受到热及毒物等危险因素时，或者敌人要吃掉身体的一部分时，疼痛就会迅速警告我们"快跑"。所以，疼

疼痛

在体内奔驰的疼痛信号是在告知我们身体的紧急状态

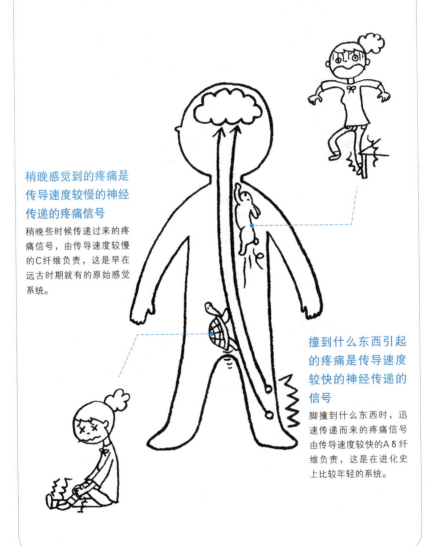

稍晚感觉到的疼痛是传导速度较慢的神经传递的疼痛信号

稍晚些时候传递过来的疼痛信号,由传导速度较慢的C纤维负责,这是早在远古时期就有的原始感觉系统。

撞到什么东西引起的疼痛是传导速度较快的神经传递的信号

脚撞到什么东西时,迅速传递而来的疼痛信号由传导速度较快的Aδ纤维负责,这是在进化史上比较年轻的系统。

与感觉有关的构造

疼痛的性质各式各样

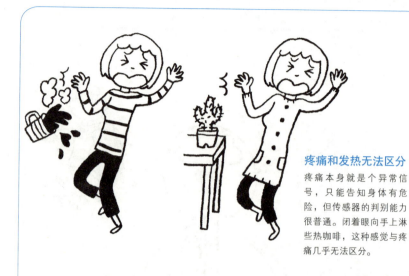

疼痛和发热无法区分

疼痛本身就是个异常信号，只能告知身体有危险，但传感器的判别能力很普通。闭着眼向手上淋些热咖啡，这种感觉与疼痛几乎无法区分。

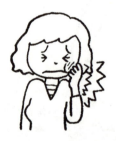

炎症及伤口等原因引起的急性疼痛

引起疼痛的炎症及伤口还没有得到有效治疗时产生的疼痛为急性疼痛，通常在病因消除后疼痛也会消失，镇痛剂对急性疼痛比较有效。

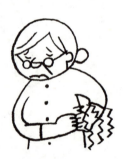

即使治好了还在延续的慢性疼痛

虽然炎症和伤口已经治好了，但是疼痛还会存在一段时间，这就是慢性疼痛。镇痛剂对于很多慢性疼痛没有效果。近几年研究发现，抗抑郁剂等对一些慢性疼痛有效。

痛也与危险种类有关系，但总之先明白"有危险"，这比什么都重要。也就是说，疼痛就是告诉我们"有危险"的信号。正是由于这种特别不舒服的信号，我们的身体不得不做出逃脱反应。我们的祖先也就是利用这种方式来保护自己的。

原始感受器的后裔依然残留在我们的体内，被称为"多觉型感受器"，是撞伤刺激也好、热刺激也好、毒物的刺激也好，都被视为疼痛而能够感知到的多功能传感器。后来，又专门进化出了温度及触觉等感受器。所以在现代人的体内有新旧两套感受器共存着。

实际上，在脚撞到东西的时候，两套感受器都能感知到疼痛。撞到的瞬间就立刻能感到"好疼"，这是新感受器的作用；稍后传导来的隐隐作痛感是旧感受器的作用。但是由于新感受器的传导速度比较快，所以新感受器传导来的疼痛先被感知到。原来如此，疼痛还有着很深的学问呢。

病因消除后仍然存在的"慢性疼痛"

还有个问题就是，有时即使产生疼痛的刺激已经消失，但很长一段时间内还是会感到疼痛，这就是慢性疼痛，如带状疱疹后的神经痛等。最初的疼痛如果持续时间很久，可能导致神经回路混乱，造成无法抑制疼痛，即使是弱的刺激也会感觉痛。大家是不是要问，为什么会这么复杂呢？吉村教授告诉我们："目前也不太清楚具体原因，但这应该是生物为了生存而具备的性质。在疾病的缓慢恢复过程中，如果有慢性疼痛的话，一般我们都会安心静养吧。也许这样更有利于病后康复。"

嗯，原来疼痛是在保护着我们的身体啊。疼痛还是个好东西呢！

本期嘉宾

吉村惠

熊本保健科学大学保健科学研究科教授，医学博士，研究方向为疼痛生理学。"消除了病因就可以使慢性疼痛消失，这是个误区。有必要治疗慢性疼痛本身。"

与感觉有关的构造

视觉

两种视觉并存

我们会想当然地认为这个东西一定有,但并没有注意到它的重要性。"看"这个功能也许就是这类情况的代表。我们认为"看"这个功能理所应当,但其背后有着非常精密的构造。

"看"这个行为,是不是平时都没人在意?我们认为把眼睛转向自己想看的东西去看非常正常,所以察觉不到眼睛的努力和辛苦。作为从事视觉相关脑活动研究的专家,大阪大学藤田一郎教授说:"虽然我们不觉得怎么样,但是脑内正进行着非常惊人的信息处理。"

只有脑认为是立体的,我们才能够看到立体构造

"非常惊人的信息处理"指的是什么呢?对于这个疑惑,就让我们来亲身体验一下吧。请看右边的方形插图,中间部分向外凸出,大家会看成是立体的吧。其实这个图并不是立体的,只是在普通的平面纸上印刷的。可是,为什么看起来像是立体的呢?接下来,让我们把书转动一下使上下颠倒,刚才看起来向外凸出的部分是不是又向内侧凹陷了?这种视觉效果的前提是脑认为太阳从上至下照过来,并以此解释看到的图像。所以,阴影部分在下方的话会显得向外凸出,反之在上方的话会显得向内凹陷。我们实际感受也是这样的吧?并不是立体的物体就肯定能够看起来是立体的,是脑处理后的结果。

我们感知到"我看到了",此时看到的未必是物体的真实模样。脑对眼睛捕捉到的信息进行各种处理,然后才能看到这种"加工完成"的图像等。右页下方的插图就能够窥见"加工工程"的一端。花一样的图形有两个,左侧图形的中心圆看起来大一些,可是实际上这两个图形的中心圆大小一样。

视觉

是向外凸出，还是向内凹陷？
上下颠倒后立体感也反转

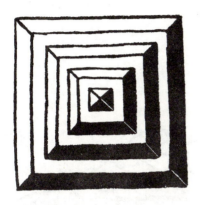

带阴影的图形，应该有很多人觉得中间部分向外凸出。可是上下一颠倒的话，看起来就像凹陷的坑。

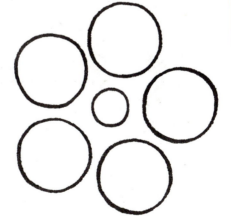

艾宾浩斯错觉图，左侧和右侧的两个中心圆大小一样，但是左侧的看起来较大。用手指抓住这两个中心圆的时候，无意识间手指的张开程度会变得左右都一样。莫非与眼睛相比，手指不容易被骗？

与感觉有关的构造

视觉有新旧之分

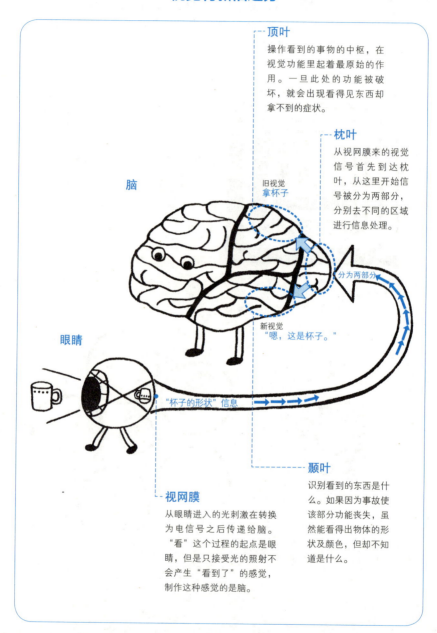

视觉

这就是脑进行了加工，我们才看成这样的。

控制身体动作的"原始的视觉"

藤田教授说："更有意思的实验来了，这实际上是两个用瓷砖做成的图形（第155页）。请人用手指抓住中心圆，对要抓中心圆的手指进行录像并测定手指间距，发现左右两个图形的手指间距没有差异。"也就是说，虽然看起来像是大小有差异，但要抓住中心圆的手指没有被骗到。

实际上，同是"看"这个动作，"看并识别（估算大小）"和"看并抓住（有身体动作）"这两个过程的脑的信息处理路径完全不同。各种处理主要发生在识别侧的路径，所以，当我们意识到"啊，看到了"，此时的图像已经被施加了各种处理，我们看起来的大小会与实际尺寸有差异。反之，动手指的视觉处理路径几乎不被处理，所以手指不会被"骗"。但是，活动手指的视觉信息一般不反应到意识层面，所以我们意识不到这种构造在工作。

那么为什么要有两种视觉呢？藤田教授说："活动手指的视觉是原始的视觉，它起源于拿食物、逃离敌人等动作。"与严格区分看到的物体大小及形状相比，快速反应才是最重要的。青蛙及鳄鱼等到现在为止还都是只靠这种视觉生存着。"随着进化，人类为了看清表情等很微妙的信息，又单独进化出了一套视觉系统。"

原来如此，是这样才有的双重构造啊！大家记住这两种视觉（活动身体的旧视觉和识别物体的新视觉）吧！

本期嘉宾

藤田一郎

大阪大学生命机能演讲科教授，主要研究方向为视觉的脑内机理，著书有《"看"是怎么回事》等。"一般我们会以为视觉是眼睛的功能，但制作'看到了'的实际感受的是脑。"

与感觉有关的构造

听觉

耳背是因为耳朵里"没毛"了吗?

我们可以听到鸟儿的鸣叫、树梢的沙沙作响,这都是因为耳朵里的构造在努力工作。可是,这与"毛"有什么关系呢?就让我们来好好读一读吧。

大家肯定都知道耳朵的工作是听声音。说起声音,它是物体振动产生的波。火车在桥上行驶,伴随着"嘎啦嘎啦"的声音,车窗玻璃也跟着颤动,这是因为噪声导致的空气振动使玻璃摇晃。庆应义塾大学耳鼻喉科教授、听觉专家小川郁说:"所有听到声音的原理都是一样的,空气振动使鼓膜发生振动。"

鼓膜是位于外耳道底部的一层薄膜,直径8~9毫米,厚0.1毫米,像鼓表面的牛皮一样覆盖在外耳道的横截面。鼓膜通过与空气的共振而捕捉到声音,所以我们无法在真空条件下听到声音。

下面介绍下听觉的主角——耳蜗,耳蜗是内耳形似蜗牛的器官,被鼓膜捕捉到的振动经过三块小骨头(听小骨)传向耳蜗。

声波在耳道中传播并摇动里面的"毛"

耳蜗是中空的管状器官,拉直后长度能够达到3厘米左右,其中一端弯曲似蜗牛,分为三层且充满淋巴液。振动从鼓膜传到听小骨,就像是盛满水的脸盆一侧被"砰"的敲击了一下那样,从而引起耳蜗管中的淋巴液振动并形成波纹,在旋涡状的管路中一层一层向内传播开去。

耳蜗管内到处生长着一种叫做"毛细胞"的毛状细胞,长约5微米。声波能够轻轻振动这些毛细胞。此时,根据音高(音程)的不同,不同位置的毛细胞对应摇动。音高与波长(声波的长度)成反比,越是低音波长越长,越是高音则波长越短。高音声波由于波长比较短,只能到达耳蜗管的外侧,

听觉

耳朵里的"蜗牛"是听取声音的装置

听神经
与耳蜗中的毛细胞相连,并把毛细胞的动作传给大脑,又称为耳蜗神经。

半规管
掌握平衡感的器官,与耳蜗的内部构造几乎相同。

听小骨
在鼓膜和耳蜗之间的3块小骨头,把从鼓膜来的振动传递给耳蜗,对于传播人类音域(2千赫兹左右)声音的效率非常高。

耳蜗
位于耳朵深处,是听取声音的必备器官。毛细胞的"毛"能够感知到耳蜗内的淋巴液振动,并传递给神经。

鼓膜
鼓膜是覆盖在外耳道深处的一层薄膜。鼓膜有着非常精密的结构,有可能被巨大声音及风压等弄破。如果伤害比较小则可以自主修复。

外耳道
表面的上皮细胞在繁殖的同时逐渐向外侧移动,"耳垢自然就被排出了。"(小川教授)。

与感觉有关的构造

振动在耳蜗管内传导，达到峰值时引起毛细胞振动

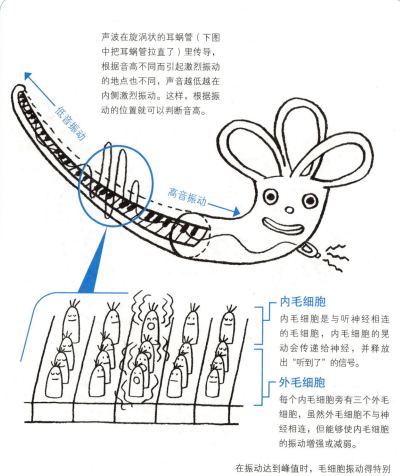

声波在旋涡状的耳蜗管（下图中把耳蜗管拉直了）里传导，根据音高不同而引起激烈振动的地点也不同，声音越低越在内侧激烈振动。这样，根据振动的位置就可以判断音高。

低音振动

高音振动

内毛细胞
内毛细胞是与听神经相连的毛细胞，内毛细胞的晃动会传递给神经，并释放出"听到了"的信号。

外毛细胞
每个内毛细胞旁有三个外毛细胞，虽然外毛细胞不与神经相连，但能够使内毛细胞的振动增强或减弱。

在振动达到峰值时，毛细胞振动得特别强烈。与神经相连的是内毛细胞，但一般认为在其外侧的外毛细胞会与内毛细胞共同振动，从而能够增强信号。

听觉

也就只能使外侧毛细胞摇动。低音声波由于波长比较长，所以能够使更里面的毛细胞振动。由于这些毛细胞与神经相连，它们的振动就能够告知大脑振动的位置，大脑根据此信息来判断是高音还是低音。

耳蜗管内排列着的毛细胞，与神经相连的只有内毛细胞，数量多达3000~4000个，可以说这是耳蜗设定好的"音阶"的数量。正是由于如此庞大，我们才能够区分出说话时微妙的发音变化。

受伤的毛细胞不能再生，要注意耳机音量

可是，刚开始的时候我们说到了"没毛"，都看了半天了，怎么还没有一点相关的事情呢？小川教授说："没毛这件事，其实没有解决办法，因为随着年龄的增长，这种物理振动必然会损伤一些毛细胞。"特别是耳蜗管外侧的毛细胞比较容易受伤，由于声波从外侧向内侧传播，外侧的毛细胞会受到高音和低音的双重作用。随着年龄的增长，毛细胞会受伤并逐渐听不到高音。所以测试一下能够听到的高音，就会知道耳朵的年龄。

好恐怖啊！要不测一下试试？即便是年轻人，如果平时总是戴着耳机并放着大音量，毛细胞也会发生比较严重的损伤，从而加剧耳朵老化。毛细胞一旦损坏，就无法再生了，所以大家一定要给予高度重视啊！

> **本期嘉宾**
>
> ### 小川郁
>
> 庆应义塾大学医学部耳鼻喉科教授、医学博士，主要研究方向为听觉，特别是耳背、耳鸣等。"高音侧的毛细胞与声音同步振动，每秒钟的振动次数高达2万次。这是生物界的所有运动中的最快速度。"

与感觉有关的构造

嗅觉

气味刺激为什么会影响到我们的身体?

看东西的是视觉，听声音的是听觉，那么闻味道的是什么？对，是嗅觉。与视觉及听觉相比，也许大家会觉得嗅觉不那么重要。但是，气味对人的影响却非常强烈，这也是有原因的。

大家有没有过这样的体验？偶然闻到一种味道就会立刻联想起以前的一段回忆。当然了，嗅觉以外的感觉，比如看到故乡的风景、听到曾经的流行歌曲，也会令我们沉浸到过去的回忆里；但很多人应该有体会，因嗅觉而起的记忆特别鲜明，会一下子回想起来。

嗅觉信息直接传向大脑

嗅觉研究的专家外崎肇一教授说："嗅觉是五感中最原始的系统，而视觉和听觉都是把信息进行处理后再传给大脑的。"感知气味的是位于鼻子深处的细胞，我们称之为嗅细胞，数量约500万个，尺寸大概为邮票大小（约2.4平方厘米）。嗅细胞的先端有很多"胡子"（嗅觉纤毛），气味分子到达"胡子"之后就会引起嗅细胞兴奋，从而发出电信号向脑传递。更准确地说，应该是：气味分子运动到"胡子"上的气味受体（有300种以上，靠表面的细微的凹陷程度差异相互区分），每个受体只选择与自己的凹陷完全吻合的气味成分结合，与成分结合之后受体就会发出电信号，这样才能区分不同的气味。

令人关注的是电信号的传导对象。人类拥有的五种主要感觉（视觉、听觉、嗅觉、味觉、触觉）之中，为什么只有嗅觉的传导路径独树一帜呢？外崎教授说："除了嗅觉以外的4种信号首先到达丘脑，在丘脑进行信息整理

嗅觉

捕捉气味并传给脑的是位于鼻子深处的嗅细胞

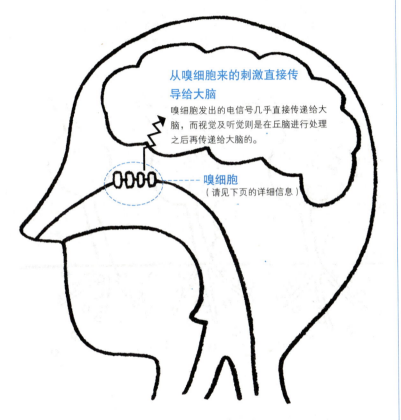

从嗅细胞来的刺激直接传导给大脑

嗅细胞发出的电信号几乎直接传递给大脑,而视觉及听觉则是在丘脑进行处理之后再传递给大脑的。

嗅细胞
(请见下页的详细信息)

排列在鼻腔"天花板"上的"气味天线"

嗅细胞集中在鼻腔上侧,大小与邮票差不多,数量约有500万个。另外,狗的鼻腔内几乎全是嗅细胞,约2亿个。

与感觉有关的构造

气味分子的种类不同，兴奋的细胞也不同

气味分子粘住后，嗅细胞就兴奋

捕捉气味分子的受体有300种以上，但是每个嗅细胞只有1种受体。当某个气味分子过来时，只有带着与该成分完全吻合的受体的嗅细胞才能兴奋，其他的味道使别的嗅细胞兴奋。这样，根据兴奋的嗅细胞的不同而区分不同的味道。

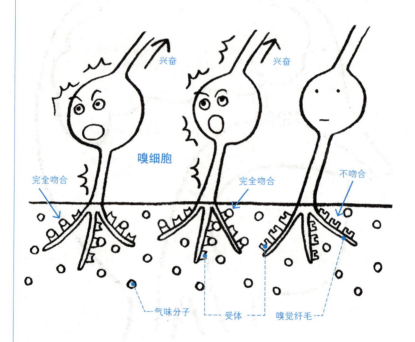

嗅觉纤毛表面的受体区分气味分子的"形状"

嗅觉纤毛的表面受体上排列着能够装入气味分子的"凹陷"。这个"凹陷"形状与气味分子的形状完全吻合时，受体就可以抓住气味分子并兴奋起来。

嗅觉

及综合,然后再传递给大脑。但是嗅觉的信号不经过丘脑,而是直接传递给大脑。"

信息的整理及综合是指扔掉价值较低的信息,或者对部分信息进行修改,或者对类似的信息进行统一整理。这种经过处理之后的信息更容易理解,但是初始信息的影响变得微弱。然而,在人类祖先有信息处理功能之前,嗅觉体系就已经形成了,所以嗅觉能把初始的刺激传递给大脑,留下更鲜明的印象。

人格的差异会体现在味道上吗?

话又说回来,对于人类而言,嗅觉有什么意义呢?人类不需要有像狗一样灵敏的鼻子,日常信息收集也基本都依赖眼睛和耳朵。这种陈旧的感觉体系即使彻底退化了,也没什么好奇怪的。外崎教授说:"话虽这么说,可嗅觉却事关刚出生的婴儿的生命。"哦,这是怎么回事啊?外崎老师接着说:"刚刚出生的婴儿是看不见东西的,要靠嗅觉闻到母亲乳腺发出的气味,才能吃奶。"原来如此,因为刚出生的婴儿身体构造体系比较原始,嗅觉才要全力工作。

另外,失去视力和听力的海伦·凯勒曾经说过用气味可以区分人格,到目前为止,科学家们还不明白不同的人格如何散发不同的气味。外崎教授认为,如果兴奋性的脑内物质有着气味的话,那么从一定程度上讲人的平静程度及精神状态可能会表现出气味。人真正的状态难以被视觉和听觉判断出时,也许可以从嗅觉那里获取这些信息。

本期嘉宾

外崎肇一

曾任岐阜大学教授,现任嗅觉研究所所长,理学博士,主要研究方向为口腔生理学。"即使是大家都讨厌的粪便的气味,进行充分稀释之后,也能变得很香甚至能够当香水使用。气味的世界真的很不可思议。"

与感觉有关的构造

呼吸和心情

呼吸的奥秘——不只是摄入氧气

自从降落到这个世界开始,无论睡觉还是清醒着,我们无时无刻不在呼吸着。一旦没有氧气了,我们就无法生存。你知道吗?呼吸并不是只有这项功能,它还与心情有关。

想象一下,当我们旅行或购物之后拎着沉重的行李回到家,脱了鞋,放下行李,然后坐在沙发上,肯定会"啊"的深呼吸。从紧张或兴奋情绪中解放出来,心情一放松的话,就会自然地进行深呼吸。相反,当我们直面不安或焦虑时,呼吸会立刻加速。

我们会以为这种事情很平常,但其实也有点不可思议。呼吸本来是为了燃烧体内的能量而吸入氧气的活动,运动后呼吸加速让人很容易理解,但是这又与心情有什么关系呢?东京有明医疗大学副校长、呼吸与心情关系研究的专家本间生夫说:"这就是呼吸的精深之处,它的功能并不只是吸入氧气。"

"不安的心"产生中枢决定呼吸节奏

吸气时,肺内空气扩散,约6亿个肺泡膨胀。肺泡周围缠绕着直径约0.2毫米的毛细血管,从毛细血管开始向全身提供氧气,每日提供的氧气总量大约为500升,相当于一个浴缸容量大小。运动能使体内的氧气消耗量增加,位于脑深处的延髓发出命令指示呼吸加速,氧气的摄入量也随着增加。运动停止的话,呼吸节奏就会返回到正常水平。延髓就是这样不分昼夜地控制着呼吸。这种几乎自主的行为与心情没有任何关系。

那么,心情与呼吸是靠什么联系在一起的呢?答案就是杏仁核。杏仁核是脑的一部分,被认为是情绪中枢。有人做了个实验,把猴子的杏仁核破坏后,猴子见到原来恐惧的蛇等都不害怕了,因此研究认为杏仁核与不安及恐

呼吸和心情

肺周围的肌肉负责肺的伸缩

负责呼吸运动的是肺周围的肌肉,这些肌肉一旦僵硬的话,即使用力呼吸也只是浅呼吸,很难放松身体。

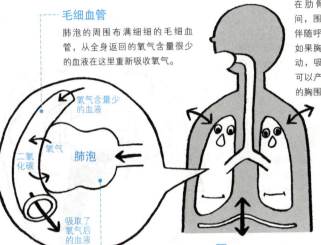

毛细血管
肺泡的周围布满细细的毛细血管,从全身返回的氧气含量很少的血液在这里重新吸收氧气。

肺泡壁厚度约为0.1微米,非常薄,与毛细血管壁的厚度差不多,所以氧气及二氧化碳都可以自由出入。

胸廓
在肋骨和肋间肌之间,围住肺的腔室,伴随呼吸进行伸缩。如果胸廓能够灵活移动,吸气时与呼气时可以产生接近10厘米的胸围差。

肺
与胃肠和心脏不同,肺不是由肌肉构成的,因此不能自主伸缩。为了呼吸运动,需要借助周围肌肉的力量。

膈
肺下方的圆顶状的肌肉,吸气时收缩并变得比较平坦,使肺的容积向下扩张。

与感觉有关的构造

呼吸中枢在脑内有三处

脑与呼吸节奏有关。按控制水平的不同分为三个中枢,除了大脑皮质以外的两个中枢都是无意识地控制呼吸。

大脑皮质
（用意识控制的呼吸）
自己想"要放慢呼吸节奏啊"等来调整呼吸,受大脑皮质控制。手脚及口的活动也基本一样。

杏仁核
（用情绪控制的呼吸）
杏仁核是引起不安或担心等状态的情绪中枢,也在与呼吸节奏联动,所以不安加剧的话,呼吸也会加速。

延髓
（自主呼吸）
根据体内的氧气量调节呼吸的速度及深度,这是最基本的呼吸调节功能。这个作用与意识无关。

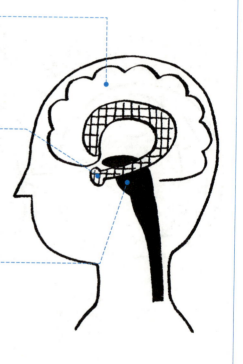

惧等心理有着密切关系。本间教授说:"经过调查杏仁核的脑电波,发现了与呼吸完全同步的波形,不安加剧的话该波形与呼吸节奏一起加速。"就好像杏仁核用脑电波展现不安程度,也影响着呼吸速度。也就是说,心情的不安程度与呼吸的节奏是表里一体的。

呼吸和心情

对于野生动物而言，最大的不安就是预感到了生存危机。与其说等真正危机发生后再加速呼吸，还不如在"预感"的阶段就准备好，万一此时有危险可以拔腿就跑。所以，在不安的时候呼吸会加速。

当有意识地放慢呼吸节奏时，不安情绪就会减弱

我们能够用自己的意志改变呼吸的节奏，控制这种活动的是大脑皮质。本间教授说："由于不安或紧张，呼吸变得很快时，人意识到并放慢呼吸节奏，杏仁核的脑电波就会安静下来，不安的情绪也得到缓解。"也就是说，不安（情绪）→杏仁核兴奋→呼吸加速，这一连串反应能够通过有意识地放慢呼吸节奏而使之反方向进行。打坐及瑜伽正是根据这种机制，利用呼吸而解除不安的。

呼吸能够把情绪传达出来。本间教授通过研究能剧（日本传统戏剧的一种）确认了这一点。在能剧的演职人员表演时监测他们的呼吸与脑，演职人员身体纹丝不动，但是情绪沉浸在悲伤里，他们的呼吸节奏和杏仁核的波形都发生了变化，于是向观众传达了悲情。

那么，肯定有人要问是怎么传达的呢？本间教授回答说："传达的是'气'。"看来，呼吸很深奥啊。

本期嘉宾

本间生夫

东京有明医疗大学副校长，昭和大学名誉教授，主要研究方向为呼吸的生理学。"母体不安的情绪对胎儿的大脑形成也有影响，在胎儿发育过程中，慢节奏的呼吸很重要。"

Part 6
与合成有关的构造

身体是活的,从骨头、肌肉到每一个细胞,"合成"的功能从未停止过。"合成"的要素就是睡眠,身体是在睡眠时被修复的。下面,就让我们来看看与"合成"有关的身体构造吧。

与合成有关的构造

骨骼

胶原蛋白也在骨骼中工作

女性朋友都知道胶原蛋白吧，它能够美白肌肤。可是，除了皮肤以外，胶原蛋白也在我们体内的其他地方努力工作着，那里就是骨骼。很多人都会这么想："什么？那么硬的组织居然有与皮肤相同的成分？"那就让我们来看看下文了解一下吧。

现在，对健康及美容比较关注的人都会知道"胶原蛋白"，保健品及饮料里有，化妆品里也有。可是，胶原蛋白在我们身体的哪里呢？几乎所有的人都回答在皮肤。这个回答肯定没有错误，但是在我们体内的另外一个地方，胶原蛋白也发挥着非常重要的作用，那里就是骨骼。骨胶原蛋白研究专家、东京慈惠会医科大学讲师齐藤充说："骨骼内有大量的胶原蛋白，对于制作结实的骨骼来说不可或缺。"

胶原蛋白分子支撑着骨骼强度

人类体内大概有200块骨头，全部的重量占总体重的15%～20%，体重50千克的人，有7～10千克都是骨头。提到骨头的成分，大家的第一反应估计是钙吧。钙等矿物质成分占据骨头重量的80%，另外20%为以胶原蛋白为代表的蛋白质。这样看起来，像是矿物质成分占据压倒性优势，但实际上并不是这样的。80比20是重量的比例，如果用体积来计算的话，矿物质成分与胶原蛋白的比例为50比50，基本上等量。请大家想象一下钢筋混凝土的墙壁，胶原蛋白就相当于钢筋，矿物质成分就是水泥。如果混凝土墙壁的钢筋占据一半的体积，那得相当粗啊。

制作钢筋混凝土时，先放好钢筋，再用水泥固定。骨骼也是同样的顺序，首先由胶原蛋白组成骨架，再在周围添加矿物质成分。制作骨架这一重

骨骼

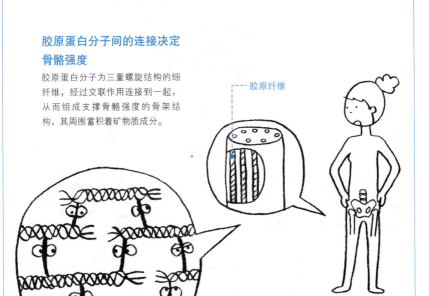

胶原蛋白就是骨头里的"骨架"

胶原蛋白分子间的连接决定骨骼强度

胶原蛋白分子为三重螺旋结构的细纤维,经过交联作用连接到一起,从而组成支撑骨骼强度的骨架结构,其周围蓄积着矿物质成分。

胶原纤维

交联　　胶原蛋白分子

胶原蛋白占据骨骼体积的半壁江山

骨骼给人的印象就是钙的堆积体,但这其实是错的。实际上,骨骼体积的一半被胶原蛋白占据着,就像埋在钢筋混凝土里的钢筋一样。

要工作由胶原蛋白分子间的交联作用来完成。胶原蛋白分子本身呈纤维状,为细长型蛋白质分子,即使在周围涂抹上钙也制作不出结实的骨骼。要想制作出结实的骨骼,就像绑钢筋一样,需要把各胶原蛋白分子连接起来,而交联分子就是这个作用。在完成骨架之后,再把矿物质成分涂抹在四周,这样就完成了骨骼的制作。

齐藤老师说:"胶原蛋白是骨骼的主要成分之一,原本与皮肤的胶原

与合成有关的构造

连接胶原蛋白分子的"桥梁"生锈的话,骨头就变脆弱

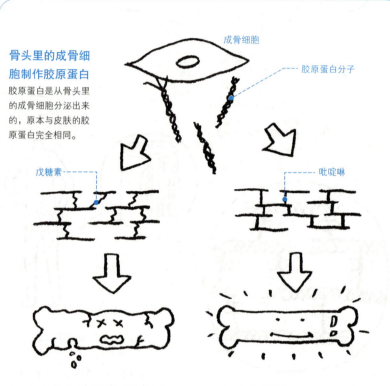

骨头里的成骨细胞制作胶原蛋白
胶原蛋白是从骨头里的成骨细胞分泌出来的,原本与皮肤的胶原蛋白完全相同。

戊糖素会导致"钢筋生锈",形成代谢综合征
交联不良分子(戊糖素)由于体内活性氧的作用而含量增加,就是所谓的骨骼里的"铁锈"。要减少这种"铁锈",服用维生素 B_6、B_{12} 及叶酸等比较有效。

吡啶啉交联的骨头弹性较好
如果吡啶啉的交联充分的话,骨头弹性就会比较好。这种交联作用也是成骨细胞的工作。另外,运动可促进吡啶啉的生成。

骨骼

蛋白完全一样。但是，经过交联作用之后强度提高了很多，才形成了骨头这样结实的结构。"哦，原来是相同的东西被用在了不同的地方啊！这个创意还真是挺经济的呢，而且同样的东西竟能制作出完全不同性质的组织，真厉害！

发现了新型骨质疏松症

话又说回来，有一种病叫骨质疏松症，患者的骨头比较脆弱，这与胶原蛋白有什么关系吗？"这是个很好的问题。到目前为止，我们一般认为骨质疏松症是因为骨头里的矿物质成分不足。但是根据最新的研究发现，有另外一种骨质疏松症，是由于胶原蛋白的问题才导致骨头脆弱的。"齐藤老师认为问题就出在交联这部分。一般来讲，起着交联作用的是吡啶啉，但是在老年人及代谢综合征患者体内戊糖素的交联会增多，而导致骨骼变得脆弱而容易骨折。齐藤老师说："B族维生素等能够防止交联不良，但是首先我们应该恢复正常的交联作用，这要依靠运动。"运动会给骨骼造成一定的刺激，这种刺激能够使正常的交联作用重新活跃起来。

最后一个问题，吃胶原蛋白能使骨头更结实吗？"因为并不是胶原蛋白不足而导致的骨骼脆弱，所以吃了胶原蛋白骨头也不会变结实。但是，胶原蛋白不是什么坏东西，吃了也没什么坏处。"

本期嘉宾

齐藤充

东京慈惠会医科大学骨科讲师，医学博士，主要研究方向为骨代谢。"每年，约7%的全身骨骼在重新更替，如果大家都有意识地制作结实的骨骼，那么从那一刻起，好骨骼就会逐渐增多。"

与合成有关的构造

肌肉与脂肪

运动不足的肌肉会变成"雪花牛肉"

要减肥的人请一定要锻炼肌肉,因为肌肉不运动的话就会蓄积白色脂肪而成为"雪花牛肉"那样。运动的话,就能使运动的那一部分肌肉变紧实。

要想拥有苗条的身材就要锻炼肌肉,这是减肥的常识吧。虽然很多人都明白这个道理,可实际上……犹豫不定的人们,请一定要看看下面的内容。

平时锻炼得很好,肌肉紧紧的很结实,可是一旦疏于运动,肌肉就会变成满是白色的"雪花牛肉"样。丰桥创造大学教授、肌肉生理学专家后藤胜正说:"正常来讲,肌肉就应该运动,我们不让肌肉运动就像把非常淘气的孩子困在小黑屋里,这怎么能不产生问题呢?"变成"雪花牛肉"样的肌肉代谢明显下降,全身也都容易堆积脂肪,总之没有任何好处。

无论在哪种肌肉里,卫星细胞都有着惊人的能力

肌肉内部满是由肌纤维组成的细长型肌束,虽然肌纤维的直径只有约0.1毫米,但是有的长度可达20厘米。要知道,一般人类的细胞也就几十微米而已,可以说肌纤维是巨型细胞。细胞内规则排列着被称为肌原纤维的蛋白质,它们是肌

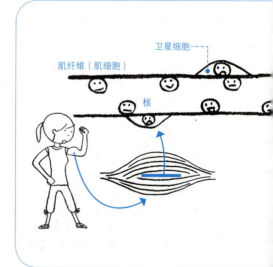

肌肉与脂肪

肉力量的源泉。肌纤维就是收纳这些的容器。

　　肌纤维除了尺寸非常大以外，还有另外一个非常突出的特征，就是细胞内有很多个细胞核，而一般的细胞只有一个。后藤教授说："早在胎儿还在母亲腹中的时候，肌纤维就已经被制作出来了。"随着胎儿身体逐渐长大，成肌细胞逐渐融合，变成细长纤维状的细胞，供人一生使用。虽然细胞融合了，但细胞核四处散落着。

　　什么，细胞还能聚集在一起变成长纤维？是的，但还有些痕迹会残留在成人的体内，这些是什么呢？是在肌纤维周围的成肌细胞的后代——掌握着肌肉命运的卫星细胞，有5~10个。肌肉锻炼之后，受到刺激的肌纤维与周围的卫星细胞融合，使得肌纤维变得更粗、更有力量。

　　相反，如果肌肉不怎么运动，肌纤维便会逐渐变细，细胞核的数量也会减少。同时，卫星细胞发生了令人惊诧不已的变化，它们竟然变成了脂肪细胞。后藤教授说："卫星细胞能变成肌肉，也能变成脂肪细胞，只是变成脂肪的开关一般被控制着。当肌肉几乎不怎么运动时，该开关就会被开启。"

这是一个细胞吗？这么大的细胞里散落着无数的细胞核

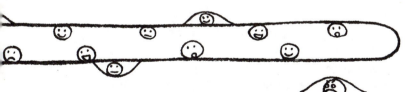

很多细胞融合在一起产生了肌细胞

肌肉里的束状细长纤维实际上是一个巨大的细胞，里面有多达几百个细胞核。这是因为原本分散着的很多个细胞（成肌细胞）发生融合，而形成了一个细胞。

围绕在肌细胞周围的卫星细胞

在肌细胞周围的是卫星细胞。平时卫星细胞处于休眠状态，当肌肉进行激烈运动时便活跃起来，进行细胞分裂，最终与肌细胞融合使肌肉变得更粗更结实。

普通细胞

与合成有关的构造

激活处于休眠状态的卫星细胞,使之变成肌肉

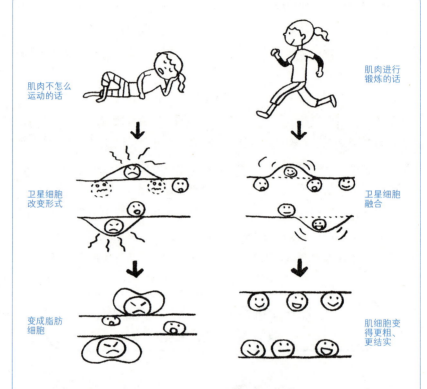

没多久,不运动的肌肉就变成"雪花牛肉"样

不怎么运动的肌细胞变得更细,细胞核的数量也会减少,所以肌肉力量也会降低。而且,周围的卫星细胞改变形式,变成了脂肪细胞。

经常运动的肌肉变得更粗、更强、更结实

肌肉的收缩能够刺激周围的卫星细胞,使之活跃起来加速繁殖,一部分与肌细胞融合,使之变得更粗且结实,因此就能有更强的力量。这就是运动的好处。

肌肉与脂肪

肌肉里面有了脂肪细胞，于是就变成了"雪花牛肉"样。

脂肪细胞可以去除，锻炼肌肉是关键

大家不要被吓到啊，好消息就是卫星细胞繁殖能力很强，即使肌肉暂时变成"雪花牛肉"样，也能够恢复为正常肌肉。后藤教授说："运动不足的肌纤维会变细，但并不是消失。只要坚持运动，卫星细胞会逐渐融合而使肌纤维再次变粗。"

原来如此，肌肉的命运与我们息息相关，起决定作用的正是我们自己。那么，大家要选哪一条路呢？

本期嘉宾

后藤胜正

丰桥创造大学健康科学研究科负责人，生理学教授，主要研究方向为肌细胞成长及萎缩的机理。"肌肉的可塑性非常强，无论到什么年纪，只要加强运动就能恢复力量。"

与合成有关的构造

肝脏把从肠道吸收来的食物分为两部分：可使用部分与废弃部分

肝脏大致上有两类作用：生产必要成分的作用和抛弃无用成分的解毒作用，是处理大量化学反应的体内首屈一指的"化学工厂"。

可使用部分 合成·储藏

蛋白质
合成白蛋白等多种蛋白质，向全身提供氨基酸。

碳水化合物
糖的一种，把葡萄糖结合在一起合成糖原，存储在肝脏内。当血糖值下降时，以葡萄糖的形式释放出来。

脂肪
胆固醇、中性脂肪等脂肪都在肝脏内合成，体内80％的胆固醇在肝脏内合成。

维生素及矿物质
肝脏的另一个重要作用是存储铁及维生素等成分。肝（猪及牛等的肝脏）作为食品就是这个原因。

废弃部分 解毒
食物中的废弃物及体内产生的废弃物都在肝脏被解毒而后排出，像饮酒后的乙醇、血红蛋白的分解物（胆红素）处理及氨基酸分解物（胺）的处理等。

排泄到肠内

门静脉
吸收营养

破坏掉的血红蛋白

形成大便

从肠道内吸收的食物首先流入肝脏

肠道
吸收消化后的食物及分，然后送入肝脏，法吸收的残骸则以大的形式排出。

肝脏

肝脏

从日常工作到处理垃圾

如果按知名度来讲，肝脏与心脏及胃肠差不多，还经常作为动物类食材出现，却鲜有人知道它的工作情况。虽然不能到处宣扬它的作用，但肝脏确实很厉害。

肝脏是什么？估计很多人会说是解酒的地方。肝脏给人的印象就是：肝脏=解酒的器官。当然，肝脏确实能够分解酒精，但是，这只是肝脏众多业务之中非常小的一部分。除了解酒之外，肝脏还担负着各种各样的工作。所以，即使是根本不饮酒的人，肝脏也在孜孜不倦地工作着。

肝脏的作用非常多，很难像心脏及胃肠那样就简单地说"这是做什么的脏器"而描述出肝脏的特征。如果简单地概括一下肝脏的作用，应该怎么说好呢？带着这个问题，我们咨询了东京农业大学田中越郎教授，他会如何答复我们呢？

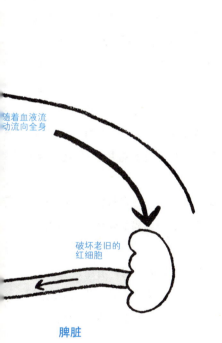

脾脏
脾脏可以破坏老旧的红细胞，从红细胞内的血红蛋白中分离出可再利用的铁，与剩余的残骸一起送入肝脏。

与合成有关的构造

把有用的东西与没用的东西分开处理

田中教授说："从肠道吸收的食物，基本上全部流入了肝脏。"连接肠道与肝脏的是叫做"门静脉"的粗血管，这是把食物搬运给肝脏的通道。那么，肝脏要如何处理运进来的成分呢？"肝脏会把有用的东西和没用的东西分开进行处理，采取不同的措施，这是肝脏最基本的工作。"

"有用的东西"首先是蛋白质，蛋白质由氨基酸连接而成，食物可以提供人体需要的20种氨基酸，在肠道内被分解后到达肝脏，然后作为身体的成分被运往全身各处。制作肌肉、皮肤、骨骼等身体最重要部分的就是蛋白质。可是，食物种类不同，20种氨基酸的比例也不同，有的食物不一定都够搜集到必要的氨基酸。肝脏可以进行调整，比如增补不足部分，再送往全身各处。

当然，肝脏本身也可以制作蛋白质，而且种类相当多，估计能有1万种以上。这些蛋白质的功能不同，有的在肝脏内工作，有的随着血液向全身各处移动。

碳水化合物、脂肪、维生素及矿物质等成分也是按照同样的流程被处理的。首先在肝脏里集合，有的被储存起来，有的进行适当的化学反应再被运送到必要的场所。

那么，"没用的东西"又是什么呢？这就是解毒作用，肝脏的另外一个非常重要的工作。比如便秘时，肠道内繁殖的有害菌就会制作出有害成分——胺，肝脏把胺转换为尿素等无害物质并排出。酒精的分解作用也可以说是这种解毒作用的体现。

大便呈茶色就是肝脏起作用的证据

被运到肝脏的不只是食物，还有体内产生的"废弃物"。老化的红细胞在脾脏被破坏掉，血红蛋白碎片被运送到肝脏，转换为叫做"胆红素"的色素，最后被排到肠道内。原本是血液的红色成分，但在这个阶段变成茶色。其实，大便颜色就是胆红素的颜色。田中教授告诉我们说："肝功能不好，人的胆红素无法被完全排出，有可能扩散到全身，这就是黄疸。"

肝脏

　　总之，无论是食物，还是废弃物，肝脏都会进行区分处理。需要送往全身的就送往全身，不要的就处理掉，所以简单概括一下，肝脏就是"能者多劳的妈妈"。

本期嘉宾

田中越郎

东京农业大学应用生物科学教授，毕业于熊本大学医学部，专业为生理学、内科学、临床营养学。"肝脏的再生能力非常强，即使手术切除肝脏的四分之三，一个月左右就能恢复为原来大小，此时肝脏的繁殖速度比癌细胞还要快。"

与合成有关的构造

睡眠①

睡眠时身体还在工作

根据调查,有90%的人有睡眠的烦恼。睡眠不佳也许是由于与睡眠有关的构造不能正常工作造成的。根据对睡眠机理的调查,发现决定睡眠质量的"关键"令人意外。

良好的睡眠是健康的基本,但是在实际生活中,睡眠经常被轻视。忙于工作,或者有特别喜欢的电视节目等,这些都会占用睡眠时间。这也许是因为睡眠给人的"无用"印象,似乎"睡眠"比"工作"、"玩耍"的价值都低。

可是,睡眠真的只是休息时间那么简单吗?自治医科大学讲师西多昌规说:"绝对没有这回事,睡眠是维持身体机能活动正常不可或缺的。如果睡眠不好,身体功能就会不足。"

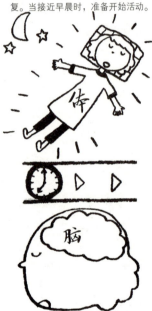

激素修复身体,为起床做准备

维持身体功能的细胞及蛋白质都是消耗品,在休息时受伤的部分可以自行修复。当接近早晨时,准备开始活动。

调节脑的状态:快速眼动睡眠及非快速眼动睡眠

在睡眠过程中,快速眼动睡眠和非快速眼动睡眠交替出现,二者合在一起每90分钟重复一个循环,调节脑及神经系统。刚入睡时,非快速眼动睡眠比较多,临近清晨时快速眼动睡眠增多。

睡眠①

睡眠时进行着各种各样的活动

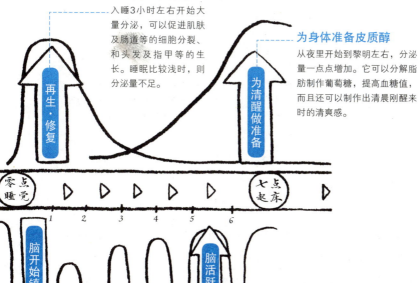

促进肌肤及头发等再生的生长激素
入睡3小时左右开始大量分泌,可以促进肌肤及肠道等的细胞分裂、和头发及指甲等的生长。睡眠比较浅时,则分泌量不足。

再生·修复

为身体准备皮质醇
从夜里开始到黎明左右,分泌量一点点增加。它可以分解脂肪制作葡萄糖,提高血糖值,而且还可以制作出清晨刚醒来时的清爽感。

为清醒做准备

零点睡觉　　　　　　七点起床

脑开始镇静

脑活跃起来

脑代谢下降的非快速眼动睡眠
非快速眼动睡眠时,脑的能量消耗量减少,脑波也变慢,基本可以认为是休息状态。但是,脑也在进行着加强记忆等作用。

调节自主神经的快速眼动睡眠
快速眼动睡眠时,眼睛轻微颤动,脉搏速度也提高。自主神经的活动比较活跃,好像在做神经系统的调整。另外,我们做梦也是在这期间。

与合成有关的构造

接受光的方式不同，睡眠的质量也有所不同

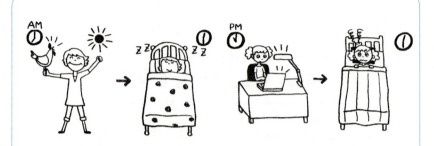

清晨沐浴阳光，夜里睡得香
决定睡眠质量的最关键因素是清晨。清晨沐浴阳光的话，体内生物钟就会设定"现在是早上了"。从此时开始12小时后，体内生物钟就会转变为晚上，自然就能睡得香。

夜里受强光刺激的话，难以进入深睡眠
睡觉前一直盯着光看的话，体内生物钟会弄混"现在是早上还是晚上"，于是难以进入深睡眠，辗转反侧难以入睡，或者即使睡着了早晨起来也没有清爽感。

睡眠时美肌和燃烧脂肪的激素出现

睡眠的作用分为给身体的和给脑的两部分，分开讲比较容易理解。首先说对身体的作用，睡眠会加速激素的分泌。入睡后3小时左右开始分泌生长激素。如同其名字那样，在孩子的体内，生长激素可以促进身体发育；在大人体内的话，可以帮助修复身体损伤。特别的是，生长激素还可以支持细胞分裂比较旺盛的皮肤的新陈代谢，对于美肌来说不可或缺。

临近清晨时，皮质醇含量猛增。它可以将体脂肪分解成葡萄糖，从而提高血糖值，这样起床的时候身体很轻松。这个激素既可以燃烧脂肪，又可以使我们有清爽的感觉，是好东西吧。

另一方面，睡眠对脑的作用分为非快速眼动睡眠和快速眼动睡眠两种。在睡眠过程中，这两类睡眠类型交替出现，使因为白天活动比较劳累的脑得

睡眠①

到休息保养。非快速眼动睡眠的时候，脑活动变缓。原来我们一直认为这段时间脑在休息，但是根据最新的研究，发现此时脑在固定记忆，并不是单纯的休息。

实际上，在睡眠的过程中，身体在做着很多工作，比如修复身体、燃烧脂肪、准备清醒。正是因为这些作用都被认真地完成了，我们才能切实感受到"睡得舒服"。

沐浴朝阳比药物更有效

根据西多老师的意见，能够决定睡眠质量的是最初的2、3个小时，这个时间段是出现深睡眠的时间带。即使睡眠时间比较短，最初的深睡眠得到充分保证的话，也可以得到质量很高的睡眠。另一方面，虽然抑郁症等人群的睡眠时间一般都比较长，但最初的深睡眠难以得到保障，在此状态下不会觉得睡得很舒服，皮肤也容易变得不好。

如此说来，为了使最初的3小时睡眠效果更好，什么才是关键因素呢？答案就是沐浴朝阳，这比任何药物都好用。睡眠与体内生物钟联动着，体内生物钟清楚地记着"现在是早上""现在是晚上"，要获得高质量睡眠，这种节律比任何事情都重要。体内生物钟混乱时，就难以得到深睡眠，所以每当去国外时都不会觉得睡得很舒服。使体内生物钟重置的最好机会就是清晨的阳光。

夜里接受强光照射的话，睡眠效果最不好。比如，直至深夜一直看电脑，毫无疑问睡眠质量会降低。

啊！原来清晨是睡眠质量好坏的关键，还真是难以想象呢。明天就试一下沐浴朝阳吧。

本期嘉宾

西多昌规

自治医科大学精神医学科讲师，专业为抑郁症等临床精神医学及睡眠医学。"很多人比较在意床及枕头，其实我们更加应该注意体内节律。"

与合成有关的构造

睡眠②

睡眠的脑和使睡眠的脑

人的一生约有三分之一的时间是在睡眠中度过的,如果寿命为80岁,睡眠时间就有27年。我们的身体耗费了这么多的时间来睡觉,到底是在干什么呢? 当然是在做着重要的工作了。

接着谈上次的睡眠话题。在睡眠过程中,脑内发生了什么呢? 对于这个问题,我们来咨询一下研究睡眠与脑关系的先驱——东京医科齿科大学名誉教授井上昌次郎。

睡眠的最初是保养,最终是为清醒做准备

井上教授说:"我们身体里最需要睡眠的就是大脑。"大脑是支持人类认知活动的中枢。生物进化过程中,哺乳类及鸟类繁荣的同时,脑也逐渐发达起来,特别是人脑更加发达。我们人类能够思考,能够说话,都是因为拥有高度发达的大脑。

大脑也有弱点,那就是不能连续工作。井上教授说:"如果大脑持续工作的话,会变成超负荷状态,错误操作就会增加。"确实如此,睡眠不足时就容易犯错误,所以大脑才需要睡眠来保养自己。脑内担负保养功能的是脑干。脑干位于脑的深处,是很古老的"旧脑",根据脑干的指令大脑便开始睡觉。

井上教授认为: 大脑是"睡眠的脑",脑干是"使睡眠的脑"。大脑在睡眠过程中,脑干继续工作,那是因为需要管理睡眠的状态。睡眠的最初阶段是非快速眼动睡眠,此时大脑的神经活动会静下来,脑电波也变得比较舒缓。几十分钟之后,脑电波活动活跃起来,此时的睡眠就是快速眼动睡眠,大脑开始激烈活动。

制作出这种从非快速眼动睡眠到快速眼动睡眠循环的正是脑干,这个循环

睡眠②

使大脑睡眠的"睡眠中枢"是位于脑深处的原始脑——"脑干"

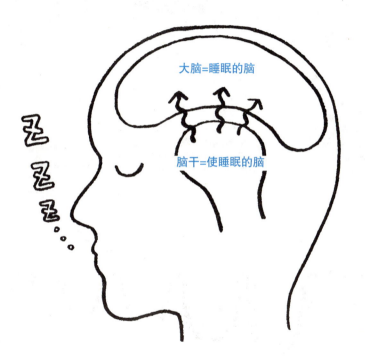

受到脑干的作用，大脑开始睡眠

睡眠能够修复被过度使用而受伤的大脑，以使大脑能够更加积极的活动。向大脑发出睡眠指令的就是脑干，它是起源比较早的脑，在我们没有意识到的地方默默无闻地工作着。当我们感觉到困意，那就是脑干发出的信号。

与合成有关的构造

快速眼动睡眠和非快速眼动睡眠的比例在变化

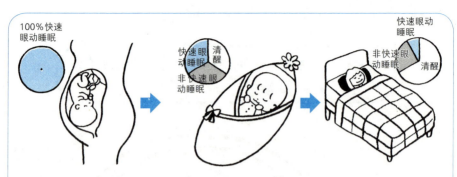

胎儿时期的睡眠100%是快速眼动睡眠

在胎儿的成长过程中,全部时间都是快速眼动睡眠状态。由于神经活动很活跃,胎儿的脑才得以发育。

新生儿的快速眼动睡眠减少,非快速眼动睡眠增加

伴随着脑的成长,快速眼动睡眠逐渐减少,相应的清醒时间和非快速眼动睡眠时间也逐渐增加。新生儿的快速眼动睡眠时间占据整个睡眠时间的一半左右。

大人的清醒时间比较长,快速眼动睡眠占据整个睡眠时间的20%左右

到青春期的时候,睡眠循环完成,睡眠时间为每日的三分之一左右,快速眼动睡眠减少至整个睡眠时间的20%~25%。

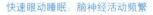

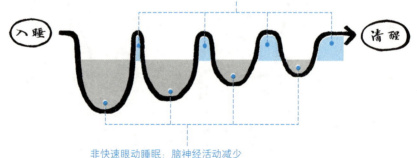

一晚的睡眠中,快速眼动睡眠与非快速眼动睡眠交替出现

睡眠过程中,快速眼动睡眠与非快速眼动睡眠交替出现,最初的非快速眼动睡眠程度最深,时间也比较长。此时,身体的修复进展也比较快。快速眼动睡眠是为了给清醒做准备,越临近清晨越频繁。

睡眠②

周期约为90分钟，大概每晚重复4、5次。最初的非快速眼动睡眠是一晚最深的睡眠，此时，保养工作进行比较充分。就这样重复进行第二次、第三次，非快速眼动睡眠逐渐变浅变短，快速眼动睡眠则逐渐增多。

井上教授说："快速眼动睡眠是为了使大脑清醒而做的准备。"就像冬天启动被冷冻的汽车发动机一样，要使深睡眠的大脑清醒过来的话，需要逐渐恢复大脑的活动，这样清醒时大脑才能满负荷开始运转。

原来脑干的保养工作里还包括"热机"，看来大脑真的很重要啊。

脑干是无意识工作着的脑。难以入睡的人通常会采用各种催眠方法，并认为这样可以加速入睡，但是这反而给自己增加了很多压力，以后大家还是交给脑干来处理吧。

婴儿的快速眼动睡眠培育脑的生长

婴儿的睡眠与大人相比，快速眼动睡眠明显多很多。这又是为什么呢？大人的睡眠有20%～25%是快速眼动睡眠，而在新生儿睡眠里这一比例为50%左右，再反推到胎儿期这一比例则几乎是100%。井上教授说："快速眼动睡眠时脑正在制作神经回路。"神经回路越活动，连接就越强。为了在胎儿及新生儿脑内"铺设"神经回路，脑干需要频繁活动，这就是快速眼动睡眠的开始。有一句俗语说："孩子在睡觉的时候成长。"如其字面意思那样，快速眼动睡眠使婴儿的脑发育。

随着脑，特别是大脑的发育，人才逐渐有"思考"状态。为了修复"思考"导致的大脑疲劳，非快速眼动睡眠开始增加。就这样伴随着脑的发育，睡眠本身也在发生着变化。

啊，原来在一生之中，睡眠都在保护着我们啊。睡眠还真的非常重要啊！

本期嘉宾

井上昌次郎

东京医科齿科大学名誉教授，日本睡眠研究的第一人。"脑干自动制作最适合的睡眠，也就是说快速入睡的秘诀是'使睡眠的脑'，而不能由'睡眠的脑'指示做这做那。"

与合成有关的构造

肠道细菌

肠道细菌的平衡能够影响体质吗？

为了自己的肚子，很多人都在吃酸奶或纳豆；更准确地说，应该是为了肚子里的肠道细菌。肠道细菌作为我们的小伙伴，一直在支持着我们的健康，但却鲜为人知。据说人体内有1000兆个肠道细菌，让我们来看看它们的庐山真面目吧。

肠道细菌就是居住在肠道中的细菌，比如大家熟知的双歧杆菌、乳酸菌。下面我就请肠道细菌专家、理化学研究所知识产权战略中心的辩野义己老师来为我们揭开肠道细菌的本来面目。

首先，肠道细菌有多少呢？大概在十年前，有观点认为每人有100兆个肠道细菌，但是最新研究认为是这个数据的5～10倍，即500兆～1000兆。等一下！突然增加这么多，这是为什么呢？辩野老师说："以前是用大便培养进行的研究，但是肠道细菌的80%以上都很难培养。因为肠内为无氧气状态，即使运用微生物学技术，很多细菌也无法在体外培育。现在，有了从大便里提取细菌基因的方法，所以发现了很多新细菌。"

说句题外话，人体细胞总数约为60兆个，这个数字就足以令人震惊了，但是肠道细菌的数量比人体细胞数多一位数还要多，简直是天文数字啊。另外，关于种类，原来我们认为有100种左右，但是目前研究认为达1000种以上。

细菌总重量1.5千克，与肝脏重量相当

细菌在肠道的哪里呢？在肠内视镜里我们会发现黏膜上黏糊糊的，那就是细菌的住处。一个人的细菌总量大概为1.5千克，与肝脏重量几乎相同。

肝脏被称为人体内最大的脏器，虽然细菌很细小，但是总量可是能够匹敌肝脏的哦。另外，肝脏里发生着1万种以上的化学反应，而肠道细菌有

肠道细菌

住在肠内的微生物没有边界，是身体的一部分

肠道细菌概况

- 500兆~1000兆个
- 500~1000种
- 总重量1.5千克

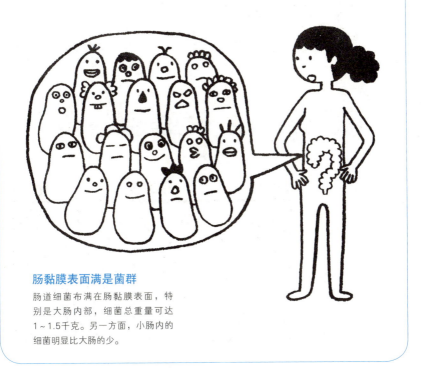

肠黏膜表面满是菌群

肠道细菌布满在肠黏膜表面，特别是大肠内部，细菌总重量可达1~1.5千克。另一方面，小肠内的细菌明显比大肠的少。

1000多种，很可能有着相似的忙碌工作状态。也就是说，肠道细菌是能够匹敌肝脏的体内最大的"脏器"。

　　细菌的食物就是肠内的消化物，但每个细菌都有自己的喜好，特定的细

与合成有关的构造

大便可是细菌的最爱哦！食物链上的细菌们

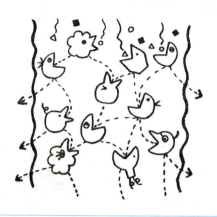

所有肠道细菌都在摄食和排泄的连锁反应中联系在一起，有的细菌靠其他细菌提供食物才能生存。从此意义上讲，所有细菌都是相互需要的。一部分细菌分泌物会被肠道吸收。

有益菌达到20%的话，机会致病菌也变得乖乖的了

有益菌和有害菌共占肠道细菌的30%左右，其余的70%都是机会致病菌。有益菌占优势的时候，机会致病菌也变得乖乖的，肠道内就比较平静。当有害菌增多的时候，机会致病菌也开始变得有害。

10%	70%	20%
有害菌	机会致病菌	有益菌

肠道细菌

菌几乎只吃自己喜好的食物。这个细菌的排泄物又是那个细菌的食物，就这样反复进行，1000种细菌靠食物连接在一起。在这个连锁过程中产生的一部分分泌物会被肠道吸收，对身体健康产生影响。如果对身体有益，就称此细菌为有益菌；如果对身体有害，就称此细菌为有害菌。还有一大类细菌被称为机会致病菌，这类细菌正如它们的名字那样，属于机会主义者，当有益菌实力强时它们会比较老实，反之当有害菌实力强时它们就与有害菌一起作恶。在数量上，机会致病菌占整体细菌数的约70%。理论上这3类细菌的比例为：有益菌20%，有害菌10%，机会致病菌70%。在这种状态下，大便呈黄色香蕉状，排便也比较顺畅。

容易变胖或容易生病是由细菌平衡决定的吗？

细菌平衡对身体状态有着非常大的影响，比如肥胖者的肠道细菌比较多，是容易变胖的体质。体质有"身体的性质"的意思。一般而言，体质是与生俱来的，但如果该性质来源于肠道细菌的话，那么受食物等影响就可能发生变化。所以，体质可以改变。

"体质"这个词也经常用于容易生病的情况，那么肠道细菌也会影响疾病吗？"是的。实际上，我们发现糖尿病患者体内细菌更多，如果调查5000人以上的肠道细菌并建立数据库，应该能调查出细菌种类与健康的关系，并发现控制细菌、防止疾病的方法。"

本期嘉宾

辩野义己

理化学研究所知识产权战略中心特别研究员，农学博士，主要利用分子生物学方法研究肠道细菌鉴别及功能分析等。"我保存着自己年轻时的大便，等将来用里面的细菌使我恢复健康。对此，我很是期待。"

与合成有关的构造

自体吞噬作用

循环利用蛋白质

人类的身体是由什么构成的？水分的量最多，但是支持身体机能的却是蛋白质。因为蛋白质很重要，所以身体在循环利用它。

随着食物被吃进体内的蛋白质是身体需要的成分，所以每天要好好吃饭。大家都听过这样的话吧，事实也确实如此。不过，我们体内的蛋白质供给量超过了饮食提供的量，这就是自体吞噬。东京大学医学部水岛升教授告诉我们说："目前，自体吞噬的研究非常火热，在改写着医学和生物学的教科书。"下面就让我们听一下吧。

分解掉细胞内产生的"垃圾"并再利用

人体大概由60兆个细胞组成。提到细胞，很多人都会想到学生时代在教科书里看到的显微镜下图像，细胞看起来是透明的，所以认为细胞是透明的，里面满是水分。实际上，细胞内部是黏稠的状态。蛋白质分子浓度很高，并溶解在细胞内部，可以说细胞内满是蛋白质。

蛋白质是由20种氨基酸按不同比例组合构成的分子的总称，由相互连接的氨基酸的顺序来决定其种类。人体内有2万种以上的蛋白质，每种蛋白质都有自己的作用。蛋白质受热度及氧化应激的影响，很容易变性。随着时间的增长，变性蛋白质的量也在逐渐增加，而自体吞噬就可以干净地清除这些变性蛋白质。

自体吞噬是这样产生的：细胞内有种叫做隔离膜的物质，把附近的蛋白质都包裹起来，并与溶酶体合并。受到溶酶体内水解酶的作用，被包裹着的蛋白质会被分解掉，分解后的产物（氨基酸）成为新蛋白质的材料。也就是说，自体吞噬在扫除的同时，也可以把分解产物进行再利用。

自体吞噬作用

氨基酸是宝贵的资源,破坏了的蛋白质会被再利用

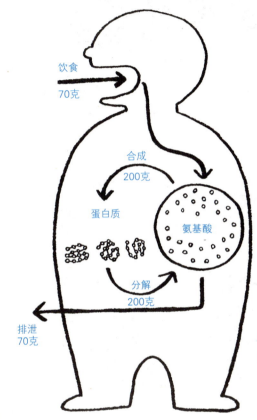

再利用的量超过从饮食里获取的量

我们体内的蛋白质一直在反复地合成并分解,每天的量大概有200克。这其中自体吞噬分解并再利用的量比从食物中摄入的量(每天约70克)多。

与合成有关的构造

自体吞噬：扫除同时再利用

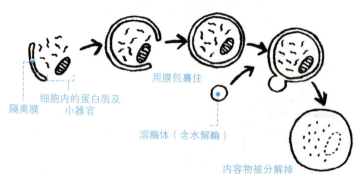

"自体吞噬"是清洁工，把包裹着的成分全部分解掉

自体吞噬能够把进入隔离膜内的成分全部分解，所以能把变性蛋白质等"垃圾"的量控制在一定范围以内。

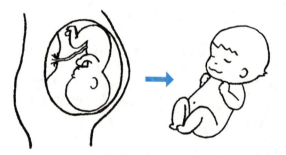

刚出生婴儿的自体吞噬作用比较活跃

刚出生婴儿体内的一部分蛋白质在非常短的时间从胎儿型变为成人型，此时自体吞噬作用较强，一下子把胎儿型蛋白质分解掉。

自体吞噬作用

"体内被分解的蛋白质,每日约有200克,其中的一半是自体吞噬分解的。"自体吞噬基本上随机发生,也就是说自体吞噬并不是以老旧蛋白质为目标,只要是进入到膜内的东西,无论新旧都会被破坏掉。这是个很粗犷的做法,但细胞内变性的蛋白质多的话,即使粗犷,这种扫除方法也很有用处。

原来如此,如果身体经常进行废除及再生产的话,从整体上就可以保持新鲜。我们的身体构造一般给人的印象是非常精密的,但也有这种粗犷的做法并能充分发挥作用,非常有意思。

刚出生婴儿的分解能力最强

自体吞噬能力并非一成不变,比如在持续的绝食状态下,自噬能力会暂时升高。从人的一生来看,刚出生婴儿的自体吞噬能力非常强。水岛教授说:"对胎儿而言,子宫外是完全未知的另一个世界,为了适应新生活,需要重新调整自己的身体。"此时细胞内容物急剧更新,为破坏掉胎儿型的蛋白质需要大规模的自体吞噬。

变成新身体时,要先把老旧细胞破坏掉。哦,又知道了一个很重要的信息呢!

本期嘉宾

水岛升

东京大学医学部分子生物学教授,自体吞噬研究的专家。"在丧失自体吞噬作用的动物实验中,神经及肝脏疾病的发病率较高,所以自体吞噬是保持健康的重要作用。"

与合成有关的构造

细胞凋亡

有计划性地细胞死亡

大家熟知的"新陈代谢"起着身体自我更新的作用。实际上,细胞也有新陈代谢,去除老细胞,产生新细胞。此时,被去除的细胞是有计划性地死亡,这就是"细胞凋亡"。

这次的主题是"死",说到死亡一般都会觉得不吉利,但其实在生物体内死亡是很常见的事情,几乎每时每刻都在发生。更特别的是,妥善地处理好"死",我们的身体才能维持着"生"。

这里所说的"死",指的是细胞级别的现象。细胞是组成生物身体的基本单位,比如人类的身体由大概60兆个细胞组成。大部分细胞如果从身体内被取出放到培养液里,也能存活一段时间。每个细胞就像是独立的生物个体一样,拥有自己的生命。

可是,东京理科大学药学院教授田沼靖一说:"生存的细胞老化后会有各种异常,所以需要去除。"正是由于老化细胞的"死"才能保持全身的"生",这种有计划性地细胞死亡被称为"细胞凋亡"。

每天有1块牛排重量的细胞死亡

从死亡的角度来区分体内细胞的话,可以分为2种:一种是陈旧细胞死亡而新生细胞更替的"再生类细胞",另外一种是相同细胞一直持续生长的"非再生类细胞"。再生类的代表性细胞是皮肤的上皮细胞,约28天更替一次,死亡了的细胞角质化而保护皮肤表面,并逐渐脱落。非再生类的代表性细胞是脑神经细胞,脑神经细胞与记忆等直接相关,即使细胞老化了也不能简单地使其死亡。一个细胞可生存几十年,一旦死亡也几乎没有补充。

细胞凋亡

等量细胞的新老更替

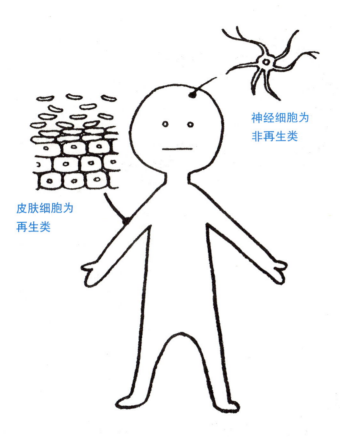

细胞的2种类型：再生类与非再生类
皮肤等的再生类细胞会不断产生新细胞进行新老更替。而另一方面，非再生类细胞基本上不进行新老更替，有时一个细胞会一直存活。

与合成有关的构造

细胞凋亡的特征：死得很体面

细胞的事故性死亡：细胞坏死

细胞的计划性死亡：细胞凋亡

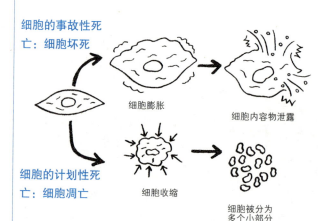

细胞膨胀
细胞内容物泄露
细胞收缩
细胞被分为多个小部分

受伤的细胞发生破裂，内容物散落到四周

因为烫伤及跌打损伤等，受伤细胞的保护屏障破裂，吸入周围的水分使细胞破碎，随之内容物泄露到四周，进而引起炎症反应和疼痛。

细胞死得很体面，不向外侧泄露内容物

细胞凋亡就像拆除大楼一样有计划地从内部开始进行，细胞收缩后被分解为多个小块，这些小块接下来被吞噬细胞处理掉，所以不会引起炎症反应，是很体面的死亡方式。

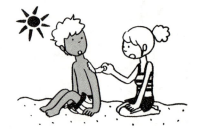

太阳暴晒后皮肤起皮，就是细胞凋亡

阳光里的紫外线对皮肤细胞有伤害，如果伤害较小，则细胞能够自我修复，但也会留下小麦色的肤色；如果伤害过大，细胞就会凋亡，而残骸如薄膜一样脱落，就是所谓的起皮或掉皮。

细胞凋亡

再生类细胞会发生细胞凋亡。随着细胞逐渐老化，细胞状态变得越来越不好，当细胞不能自我修复时，便开始进入有计划性的死亡进程。该进程大致分为4个阶段：①切断遗传基因（DNA），②切断细胞骨架（骨骼蛋白质），③细胞残片化，④吞噬细胞清扫。这样一来，老化的细胞就杳无踪影了。田沼教授说："每天死亡的细胞有200克左右，大致是一块牛排的重量。"

细胞凋亡的特征就是死得体面，不产生炎症反应，也没有疼痛，与细胞坏死比较优势很明显。细胞坏死是烫伤及跌打损伤等导致细胞受伤致死的，也可以称为细胞的"事故性死亡"。受伤细胞膨胀，内容物泄露引起炎症反应及疼痛、发热。这回大家都明白了吧，原来烫伤的疼痛是细胞内容物泄露导致的。受伤的疼痛难以忍受，而细胞凋亡舒服多了。

应该活着，还是应该死亡？判断的关键是什么？

田沼教授说："一旦受到日晒，大家就能实际感受到细胞凋亡。"晒太阳时，如果注意调节皮肤接触阳光的时间，就只是肤色变为褐色，但皮肤细胞还一直活着。一旦皮肤受到的伤害过大，皮肤上皮细胞就会发生凋亡，于是就会起皮或脱皮。

啊，原来如此。也就是说，伤害超过一定程度的话，身体无法自我修复，就决定"细胞你去死吧"。那么，这种决定又是怎么做出来的呢？"其实，这也是全世界的研究人员正在探寻的问题。如果能解答了这个问题，就能得诺贝尔奖哦。"田沼教授回答。那就让我们一起关注最新生命科学研究的动向吧。

本期嘉宾

田沼靖一

东京理科大学药学院院长，生化学、分子生物学教研室教授，研究方向为细胞凋亡的机理。"细胞凋亡有着非常重要的作用，人工培育的缺乏细胞凋亡技能的实验动物无法生存。"

与合成有关的构造

伴侣蛋白

蛋白质被折叠后才算成长完成

如果把身体比作精密器械,那么蛋白质就相当于齿轮,可蛋白质的初始状态与齿轮相距甚远。蛋白质必须成长,才能工作,它发生了什么呢?

蛋白质是身体最重要的组成成分,人类身体内含有2万种以上的蛋白质分子,每种都有不同的作用。可以说,即使只缺失了1种蛋白质,人类也无法生存下去,所有的蛋白质分子都是独一无二的明星!

蛋白质明星们能在舞台上活跃地表演,正是由于有很多默默无闻的幕后支持者。这篇是本书的最后一部分了,就把幕后支持者请到台前来向大家介绍,它们就是近年来备受瞩目的"伴侣蛋白"。

首先,还是从蛋白质明星的诞生开始说起吧。

帮助蛋白质分子正确成长

东京工业大学田口英树教授说:"蛋白质分子是由氨基酸连成长串制作而成的。"人体内有20种氨基酸,几十个到几百个氨基酸连接到一起就成了蛋白质分子。相互连接的氨基酸种类及顺序不同,就会产生数万种不同的蛋白质分子。

很多蛋白质分子都以"酶"的身份工作着。我们吃了甜甜的食物,要分解掉糖分需要几十步的化学反应,而控制着各个反应进展程度的正是酶。人体内进行着无数的化学反应,所以也需要相同数量的控制化学反应的酶。酶可以说是蛋白质中的明星,从以前就因为控制化学反应的作用而备受瞩目。

实际上,蛋白质分子只停留在氨基酸连接在一起的阶段时,还不算完成,链状的蛋白质必须被充分折叠后才算是能够独立工作的酶。"以前很多人都认为,只要氨基酸按照正确的顺序连接起来,就能自然而然地被折叠好。

伴侣蛋白

人体内有很多种类的蛋白质

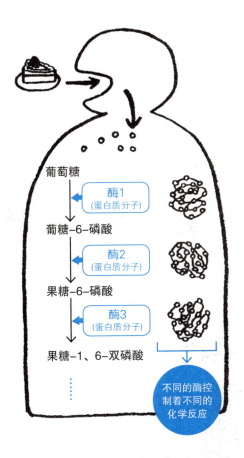

不同的酶控制着不同的化学反应

如此数量巨大的化学反应需要非常多种类的蛋白质

人体内无时无刻不在进行着几千甚至几万种的化学反应，这些反应都是由被称为"酶"的蛋白质分子控制着，所以需要的酶的种类也非常庞大。

与合成有关的构造

为了培育成熟的蛋白质而作战

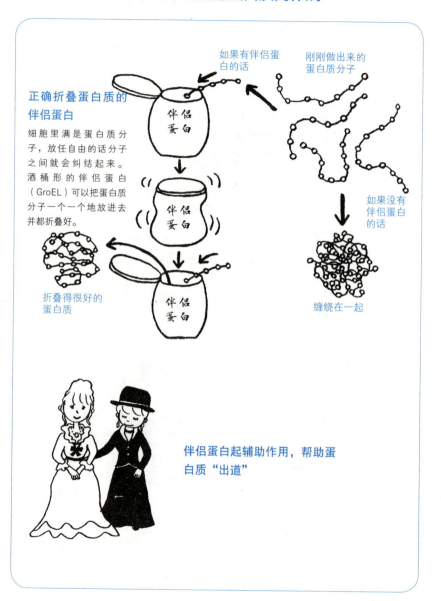

伴侣蛋白

可是最近，人们发现即使氨基酸连接得很好，也有很多并没有充分折叠。"

接下来就该"伴侣蛋白"登场了。伴侣蛋白是一群辅助蛋白质成长的幕后工作者的总称。它们的代表者就是GroEL，为极小的酒桶形，能把未成年的蛋白质分子装入自己内部，与周围其他蛋白质分子隔离，避免相互纠缠在一起。通过这样类似"装箱"的过程，未成年的蛋白质分子就折叠好了。

"从细菌到人类，所有生物都有着相同的构造，没有这个构造的话，任何生物都无法生存。"

此外，伴侣蛋白还有保护蛋白质分子不因发烧而变性、使蛋白质移动到细胞内应该去的地方等各式各样的作用，尽心尽力地引导蛋白质明星们走向正确的道路。伴侣蛋白就这样在幕后默默无闻地工作着。

"助手"的重要性

伴侣蛋白本身就是蛋白质分子，据说细胞内的蛋白质分子中有百分之几为伴侣蛋白。其实人类社会也是一样的，如果没有人在幕后默默无闻地工作，整个社会也就无法正常运转。向默默工作的伴侣蛋白致敬！

本期嘉宾

田口英树

东京工业大学生命理工学院教授，专门研究伴侣蛋白的作用机理。"从培育蛋白质分子、守护蛋白质分子、甚至到蛋白质毁坏为止，伴侣蛋白一直在默默地工作着，可以称其为'生命的幕后支持者'吧。"

后记

　　本书是根据健康信息杂志《日经健康》（日经BP公司）在2008年至2013年"人的身体构造"专栏所登载的内容整理而成的，介绍的是关于内脏、神经、肌肉、免疫系统等的工作情况。这个专栏是采访了各个领域的专家后撰写成的，其实是个非常简单的企划方案，却得到了大家的认可。到目前为止已经连载了多年，而且又开始续编了。

　　在采访过程中，要深挖"身体构造"的话，肯定会讨论到身体机能起源的话题。数以亿年的生命进化过程中，我们的祖先是怎样得到这样的身体的呢？人体是深思熟虑后才组建的，凝结着生物的生存战略和环境中的自我保护智慧。身体是不是特别厉害？

　　令人欣慰的是，这种不是"容易""速效""简单"类的话题，却得到了《日经健康》众多读者的支持。而且，该专栏在日本经济新闻的网页上也有登载，且有相当多的阅读量。我想了一想，在到处充斥着"容易""速效""简单"类信息的世界里，该连载专栏发出的"身体太厉害了"的声音，似一粒直击球，深深地击到人们的心灵深处。

　　使自己健康的最重要的一步就是关心自己的身体。通过本书，哪怕只多了一个人关心自己的身体，我也非常高兴。